# SUPERSEMANA

# SUPERSEMANA

## La mejor semana de tu vida ocurre cada mes

**LINE TILLER**

Traducción de Ana Flecha Marco

LUNWERG
EDITORES

Título original: *Superuka! Hvordan syklusens beste uke hjelper deg med jobb, trening, kreativitet og ligging!*


Edición original de Kagge Forlag, Oslo, 2024
Publicado por acuerdo con Oslo Literary Agency y Casanovas & Lynch Literary Agency



**Esta traducción ha sido publicada con el apoyo económico de NORLA**

NORLA
Norwegian
Literature Abroad


Lunwerg es un sello editorial de Editorial Planeta, S. A.
Avenida Diagonal, 662-664 - 08034 Barcelona
Calle Juan Ignacio Luca de Tena, 17 - 28027 Madrid
lunwerg@lunwerg.com
www.lunwerg.com
www.instagram.com/lunwerg
www.x.com/Lunwerglibros
www.facebook.com/lunwerg

Maquetación: Realización Planeta

Primera edición: enero de 2026
Depósito legal: B. 17.803-2025
ISBN: 979-13-87761-43-1
*Printed in Spain* - Impreso en España

PEFC Certificado
Este libro procede de bosques gestionados de forma sostenible
PEFC
PEFC/14-38-00305
www.pefc.es

*Para Hedda y Tobias*

## La palabra «mujer»

En este libro uso los términos «personas con ovarios» y «personas de sexo biológico femenino». Aun así, el noventa y cinco por ciento de las veces usaré la palabra «mujer». Soy consciente de que hay personas que se identifican como hombres, personas no binarias o ninguna de las categorías anteriores y que también ovulan y menstrúan todos los meses. Hay personas no binarias y en todo el espectro trans con y sin ovarios. En resumen: no todas las personas que menstrúan son mujeres y algunas mujeres no menstrúan nunca. Algunas personas que escriben sobre el ciclo menstrual usan por tanto el término «personas que menstrúan» o «personas menstruantes», pero que te reduzcan a un cuerpo que sangra puede resultar alienante y excesivamente clínico. La diversidad de género de la sociedad se encuentra en constante desarrollo y elegir las palabras adecuadas aún es una tarea difícil y sensible, pero espero no excluir a demasiada gente y, por el contrario, incluir al mayor número de personas posible al hablar sobre y para «las mujeres» en este libro.

*Strong enough to bear children.*
*Then get back to business.*

Beyoncé

... ÍNDICE ...

# INTRODUCCIÓN

Ha llevado tiempo descubrirlo: cada mes llega una ola de alegría desatada. Al igual que los pájaros que vuelan en V, la bajamar y la pleamar o los pantalones de campana que de manera periódica vuelven a ser «tendencia», el ciclo menstrual es algo inmutable que viene y que va. Las mujeres sangran por la vagina una vez al mes. Hasta ahí llegamos. Pero el malestar recurrente, la depresión, la ansiedad y todo ese lío tienen un lado positivo: todas las cosas locas que suceden durante la ovulación y en torno a ella. Cambios corporales positivos que fluyen con la misma regularidad que la sangre entre las piernas.

Tienen lugar solo una semana después de la regla. Y son muchísimo más divertidos.

De vez en cuando te despiertas con las capacidades cognitivas de un pulpo. Dominas el estrés y la multitarea como una máquina. Vives en una inexplicable burbuja de confianza en ti misma y, simultáneamente, tienes la capacidad de mostrar empatía y trabajar muy bien en equipo. Te expresas con precisión, con prudencia y sabiduría. Diriges animados videoclips en tu cabeza aunque en la calle esté lloviendo a cántaros. Todo va de perlas. Puede que después vuelvas a sentirte un poco baja de forma en «esos días del mes». De eso no te libras.

¿Pero te das cuenta de que esos días increíbles también ocurren una y otra vez, sin parar? No solo tienes una «semana infernal». También tienes una «supersemana».

Las personas de sexo biológico femenino cambian al ritmo de dos actores principales en su vida: los estrógenos y la progesterona. En un cuerpo sano, estas dos hormonas primero aumentan y luego disminuyen, y nos cambian física, mental y psicológicamente. Casi de un día para otro. De semana a semana seguro. Pero muy predeciblemente de mes a mes.

El tango hormonal nos transforma en cuatro versiones diminutas de nosotras mismas. Que el ciclo menstrual afecta a las mujeres no es ninguna novedad. Que esté relacionado con mucho más que la regla y afecte a un montón a cualidades que son especialmente positivas para nosotras no es tan conocido.

Sin embargo, se está empezando a demostrar científicamente que el cerebro está más activo cuando se acerca el periodo de ovulación. Podemos comunicarnos mejor, volvernos quizás más creativas y tener más fuerza. Movemos las caderas de otra forma. Nos cambia la cara, tenemos un olor más atractivo. Nos puede cambiar la voz. Las palabras que decimos también son distintas.

Un par de días antes de que el ovario libere el óvulo maduro, un torrente de hormonas increíbles recorre nuestro cuerpo como un Red Bull enriquecido con un café irlandés mezclado con unas cuantas rayas de cocaína natural. Puede que no lo sepas. Pero echa la vista atrás: ocurrió aquella vez que hiciste una entrevista de trabajo con la confianza de un campeón olímpico. O cuando tuviste tres citas en una semana y te quedaste tan ancha. Aquellos días en los que levantabas cinco kilos más de peso muerto o te sentabas a escribir porque sabías a ciencia cierta que algún día se publicaría esa novela.

Los siete días que preceden a la ovulación son, en resumen, oro puro. Y eso nos ocurre cada mes.

El problema es que de generación en generación la cosa ha funcionado más o menos así: «Enhorabuena, ya eres fértil. A partir de ahora vas a sangrar un montón por la vulva, te mancharás las bragas, estarás hinchada, tendrás que meterte algodón compactado en la vagina, dormir con terribles dolores y estar ansiosa y deprimida de vez en cuando. Así es ser mujer».

Puede que la ovulación siga siendo uno de los mayores secretos del cuerpo femenino porque ocurre en silencio. La menstruación es muy visible, tan roja y tan ardiente. Los efectos de la ovulación, por el contrario —la miniexplosión que tiene lugar en lo más profundo de nuestro cuerpo en la mitad del ciclo— ni se ve ni se huele.

Por eso no nos fijamos en ella.

Por lo menos hasta que un test de embarazo revela un resultado positivo o negativo.

Espero que esto cambie pronto. La ovulación puede crear vida de muchas más formas que el embarazo.

«Supersemana» es un término que me he inventado yo, pero creo que enseguida te resultará familiar. Mucha gente entiende de manera intuitiva de lo que estoy hablando. Prácticamente como si estuviera señalando una obviedad, por ejemplo, la nariz, y dijera: ¿sabías que puedes usarla para oler los rollitos de canela de la panadería y los lirios de los valles? ¡Anda! ¡Tiene sentido!

Pero no pasa nada si nunca te has fijado en ella o si no has pensado en el lado opuesto de los altibajos de la regla. Cuanto menos sepas de ella, más tienes que ganar cuando seas consciente de que existe la supersemana. Cómo se desarrollan los días previos a la ovulación varía de una mujer a otra, pero un nuevo estudio revela claras similitudes entre países y culturas.

¿Y cuándo tiene lugar esta supersemana? ¿Cómo te afecta y qué aspectos concretos refuerza en cada una de nosotras? Aprenderás más cosas al respecto en este libro. Además, tendrás la oportunidad de explorar una de las mejores cosas de volver a conocerte a ti misma: aprovechar el ciclo menstrual para planificar una vida más sencilla, que tampoco es moco de pavo.

Con ayuda de los mejores expertos en hormonas del mundo, psicólogos, neurólogos y fisiólogos del ejercicio —las personas que están desarrollando algunos de los estudios científicos más punteros del momento— te contaré por qué y cómo aprovechar al máximo esa cosa extraordinaria que tiene lugar en tu cuerpo una vez al mes.

Entender mínimamente cómo funciona la mejor semana del ciclo te permitirá aplicar ese conocimiento a casi todos los aspectos de tu vida. Si sabes lo que ocurre y, sobre todo, cuándo ocurre, podrás surfear tus olas hormonales en lugar de ahogarte en ellas. Podrás optimizar cómo trabajas, duermes, entrenas, comes, conoces a gente, debates... todo lo importante en la vida de una mujer.

Algunos días o semanas no coincidirán con tus expectativas, pero al comprender aproximadamente en qué parte del ciclo te encuentras, entenderás por qué algunos de tus planes nunca se hacen realidad y cómo puedes llevarlos a cabo.

Porque de algo puedes estar segura: tienes una supersemana.

Una fuente potente y virgen que puedes agarrar con ambas manos si quieres. El objetivo es que encuentres tu propia versión de esta semana tan especial. No pasando por alto o menospreciando las partes agotadoras del ciclo, sino entendiéndolas mejor, mientras que, por una vez, te sumerges de lleno en las partes más divertidas y maravillosas del proceso.

Para que por fin nos pregunten: «¿Pero qué te pasa? ¿Estás en tu supersemana?».

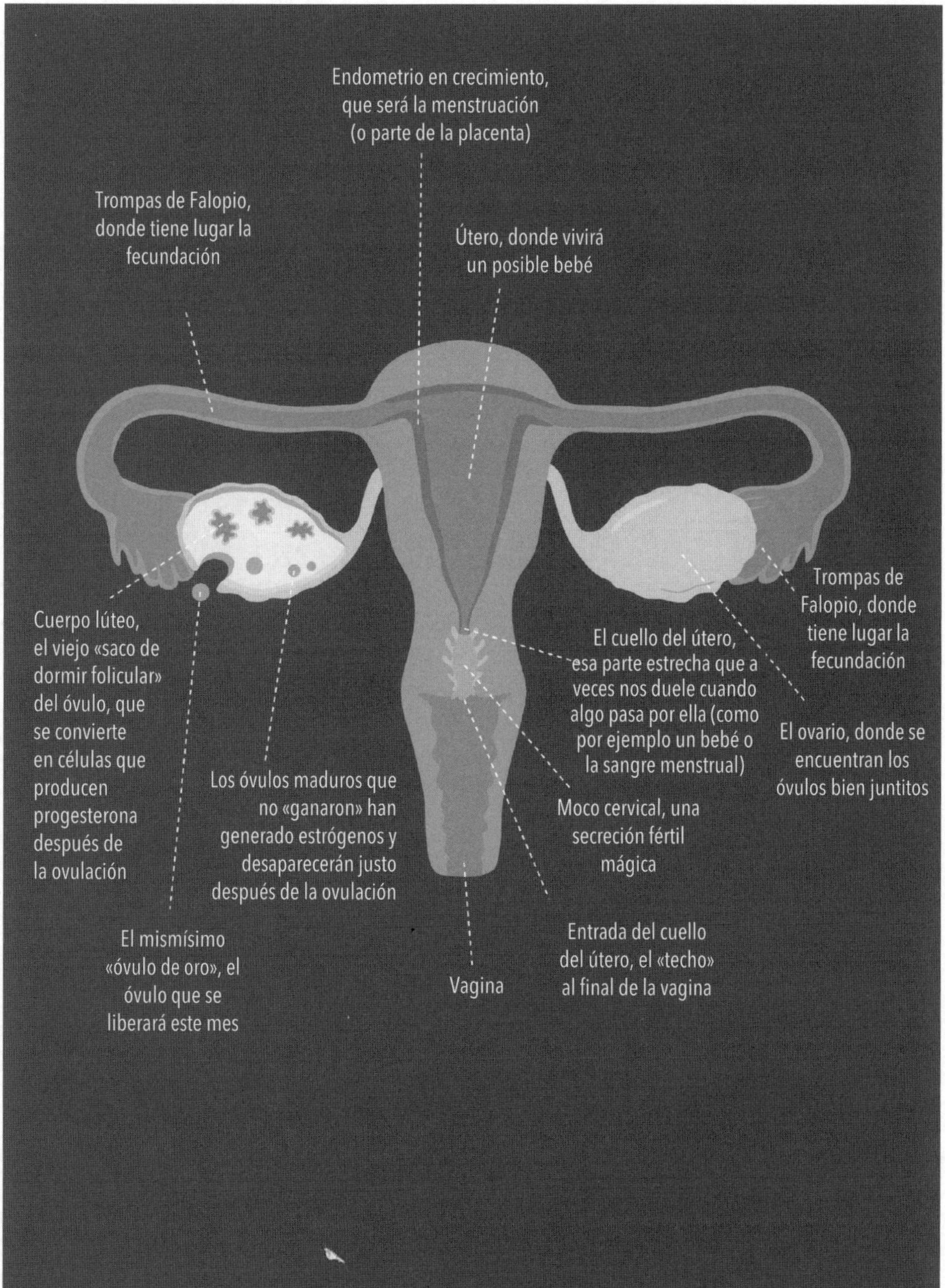
Endometrio en crecimiento, que será la menstruación (o parte de la placenta)
Trompas de Falopio, donde tiene lugar la fecundación
Útero, donde vivirá un posible bebé
Trompas de Falopio, donde tiene lugar la fecundación
Cuerpo lúteo, el viejo «saco de dormir folicular» del óvulo, que se convierte en células que producen progesterona después de la ovulación
El cuello del útero, esa parte estrecha que a veces nos duele cuando algo pasa por ella (como por ejemplo un bebé o la sangre menstrual)
El ovario, donde se encuentran los óvulos bien juntitos
Los óvulos maduros que no «ganaron» han generado estrógenos y desaparecerán justo después de la ovulación
Moco cervical, una secreción fértil mágica
El mismísimo «óvulo de oro», el óvulo que se liberará este mes
Vagina
Entrada del cuello del útero, el «techo» al final de la vagina

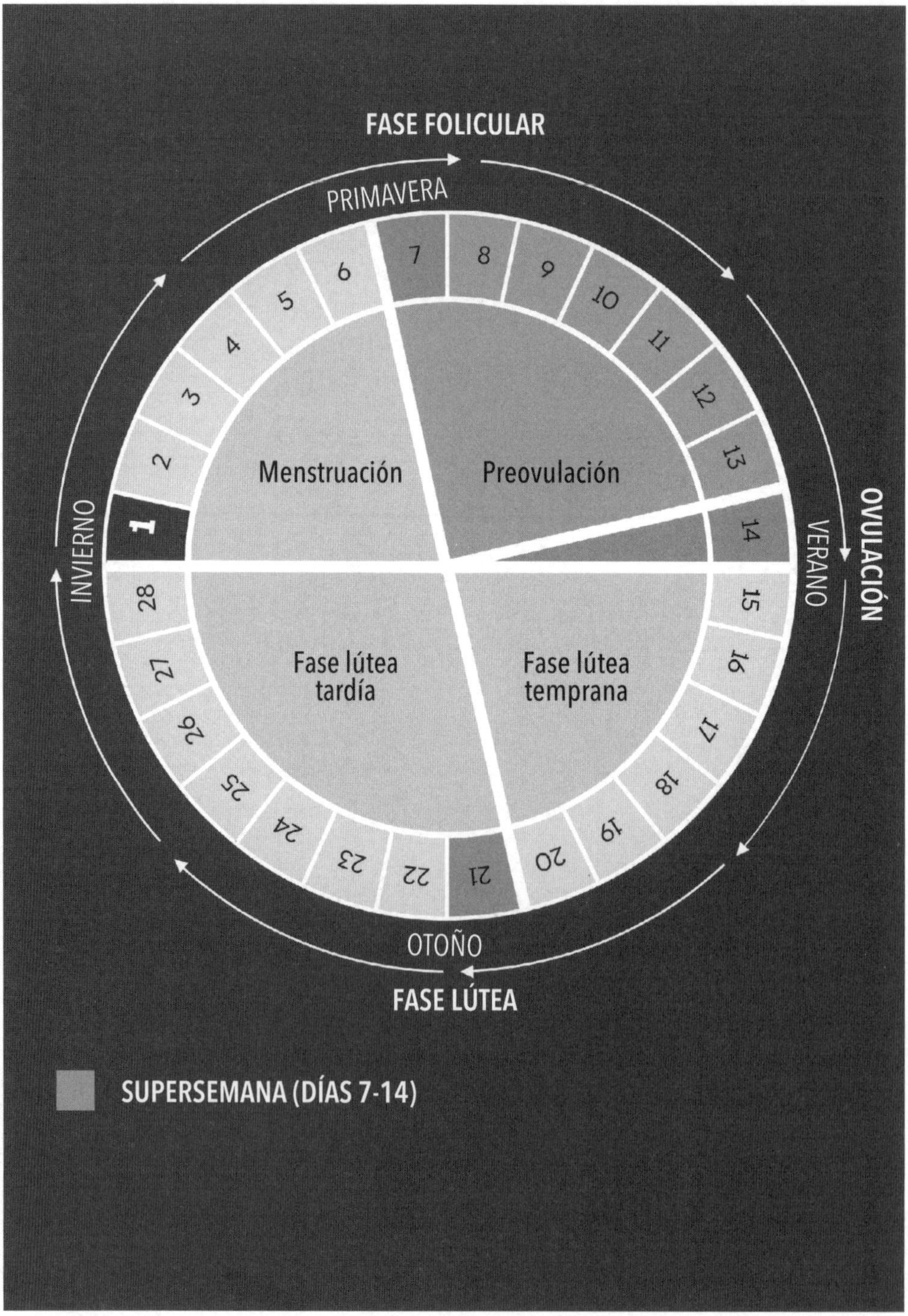

FASE FOLICULAR
PRIMAVERA
OVULACIÓN
VERANO
OTOÑO
FASE LÚTEA
INVIERNO
Menstruación
Preovulación
Fase lútea tardía
Fase lútea temprana
1
2
3
4
5
6
7
8
9
10
11
12
13
14
15
16
17
18
19
20
21
22
23
24
25
26
27
28
SUPERSEMANA (DÍAS 7-14)

# MUJER, CONOCE TU CICLO

Sentirme de una determinada manera cada vez que veía las primeras gotas de sangre en mi ropa interior era casi automático. Desde los doce años y hasta bien entrada la treintena creía —como muchas otras, seguro— que el día que te baja la regla es momento de esconderse. O, al menos, «parar un poco», cancelar planes, ver la vida pasar. Sufrir en paz. Ahora, con cuarenta años, siento todo lo contrario. Ahora celebro el primer día de la regla. Me siento más lúcida. Es como si volviera a ser yo misma. Cuando la regla anuncia su llegada me doy una ducha caliente con espuma y aceite esencial de menta. Después me pongo unas bragas blancas (porque que le den a todo) y me tomo mi primera taza de café en diez días.

Los estrógenos aumentan, y yo sigo su misma dirección: hacia arriba. Intuyo que la supersemana está cerca y brindo conmigo misma con mi taza de café.

Cuando una de las campeonas de biatlón, Tiril Eckhoff, me contó hace unos años que se sentía «bastante animada» el primer día de la regla, empecé a sentirlo yo misma. A menudo quedaba primera en las carreras de esquí cuando tenía la regla, me dijo. En algún lugar de mi interior se abrió una grieta y pronto me di cuenta de cuál era mi experiencia real con la regla, en contraposición a cómo creía que tenía que ser la experiencia.

Durante los últimos tres años he prestado suma atención a lo que sucede en mi cuerpo y en mi mente en distintos momentos a lo largo del mes. ¿Es cierto que «siempre» siento una necesidad fuerte y latente, más hambre social y menos apetito por la comida aproximadamente una semana después del primer día de regla? ¿Y de verdad me siento más neurótica, dubitativa, nerviosa y más insegura unos días antes de que me baje la regla?

La respuesta es sí.

Mes tras mes, los mismos sentimientos brotan dentro de mí. No de la misma manera, no como un robot, sino como variaciones de un mismo estado de ánimo. Así que he estudiado mi ciclo menstrual de forma sistemática. Lo que se conoce como *tracking* o seguimiento.

Y, principalmente, es una cuestión de números.

El ciclo menstrual dura unos veintiocho días, una media que uso como punto de partida para la duración del ciclo en este libro. Pero, en realidad, esta cifra varía mucho. Un ciclo normal dura entre veintiuno y treinta y cinco días. Si es más corto o más largo puede ser percibido como anormal. A menudo mi ciclo dura veintinueve días. Una semana entera más si he estado estresada durante la ovulación, según he observado. Independientemente de la duración del periodo menstrual, siempre se cuenta a partir del primer día de sangrado para calcular la fecha de la siguiente supersemana.

El «día 1» es igual para todas las mujeres: el día que sale la sangre fresca menstrual, no el manchado, como se llama al flujo rosado de un par de días antes. Al mismo tiempo tenemos en común que la ovulación en sí se desarrolla a lo largo de un día. A menudo tiene lugar en mitad del ciclo, alrededor del día 14. Para algunas mujeres, la ovulación puede producirse poco después de la menstruación. También puede ocurrir ya bien entrado el ciclo, ya que no todas las mujeres ovulan justo dos semanas después del primer sangrado,[1] a pesar de que durante mucho tiempo se ha calculado así.[2]

En cualquier caso, tu supersemana se desarrolla aproximadamente durante los siete días que preceden a la liberación del óvulo.

Demasiadas cosas que tener presentes, ¿no te parece? El asunto es el siguiente: prestar atención a lo que sucede en tu propio cuerpo. Sí, puede resultar difícil, pero hay trucos manejables y concretos que te pueden ayudar a «ponerte en sintonía» con la frecuencia de tu cuerpo.

Lo de los trucos, el seguimiento y las cuentas lo retomaré más adelante, pero te adelanto que tener una visión general de mi ciclo ha sido una gran revelación para mí. Conocer mi ciclo, tener a qué echar la culpa cuando las cosas van mal o poder exigirme un poco más cuando creo que sé que puedo es suficiente para que mi vida cotidiana me resulte más relajada a lo largo del mes.

Prestar atención a la energía que puede generarse durante la supersemana también tiene cierto efecto de autorrefuerzo: es como si las sensaciones se intensificaran solo con tener consciencia de ello. Por otra parte, el placebo también es un compañero bien conocido y apreciado de la medicina tradicional. De hecho, más de la mitad de los resultados de la medicina occidental tienen que ver con la creencia del paciente en que el medicamento surtirá efecto.[3] Aun así, mucho de lo que varias de mis amigas y yo hemos empezado a sentir durante la supersemana está comprobado científicamente.

Los primeros tímidos estudios sobre las hormonas femeninas se desarrollaron en los años veinte del siglo pasado. Fue entonces cuando el bioquímico y ganador del Nobel americano Edward A. Doisy descubrió los estrógenos.[4] La palabra estrógenos es un término común para referirse al estradiol, el estrol y la estrona.[5] El primero es el responsable de la supersemana, el segundo se genera durante el embarazo y la tercera es nuestra ayudante especial durante la menopausia. Pero para simplificar, en este libro utilizaré el término genérico «estrógenos».

A pesar de que durante el último siglo se han llevado a cabo miles de estudios sobre mujeres y hormonas sexuales, la mayoría son modestos. Extraer conclusiones grandilocuentes sobre el ciclo no ha sido tarea fácil. Hoy en día aún no lo es. Pero ahora que se han puesto en marcha en todo el mundo estudios de calidad más amplios sobre los efectos del ciclo menstrual, cada vez aprendemos más sobre el tema. En la bibliografía del final encontrarás todos los estudios a los que me refiero (junto con otros muchos que no cito en el texto pero que he usado para documentarme).

El conocimiento actual, el que se encuentra disponible, conlleva un reto: nunca se ha difundido adecuadamente. La menstruación y el ciclo menstrual han sido motivo de vergüenza y se les ha dado muy poca prioridad en el mundo académico y en la sociedad en general. Ir tomando nota de los efectos día tras día a lo largo de los años ha sido, durante mucho tiempo, la única manera que muchas mujeres han tenido de obtener datos fiables. Por eso existe mucha literatura anecdótica escrita por científicas, escritoras y mujeres curiosas que se han usado a sí mismas como materia de estudio. Encontrarás algunos ejemplos en este libro.

En cuanto a la formación básica sobre todo lo relacionado con el ciclo menstrual, lo que has recibido ha sido, a ver si lo adivino, dos horas como máximo en algún curso de secundaria. ¿Quizá de la mano de un profesor sustituto?

La mayoría de las mujeres que conozco tienen muy poca idea de cómo funciona el ciclo en realidad. Yo misma me quedé impactada por mi bajo nivel de conocimientos sobre el tema hasta hace solo unos años. Acabo de aprender que el ciclo se divide en dos fases principales y en cuatro subfases. Y lo que no es menos importante, todas las cosas increíbles que ocurren durante la ovulación. Algo que nunca aprendí en el colegio.

## La ovulación: el fascinante viaje de una «flor de un día»

El óvulo te va a sorprender. Qué pequeño «ser» tan asombroso. Pero empecemos por el principio. ¿Estás lista? El nombre de las dos fases principales del ciclo —fase folicular y fase lútea— nos da una pista de lo que está pasando dentro de nuestro cuerpo. En la primera fase, durante las dos primeras semanas del ciclo, crecen y maduran entre tres y treinta óvulos,[6] cada uno en su «saco de dormir» lleno de líquido, que se conoce como folículo. De esta cosecha se liberará una tonelada de una de nuestras dos principales hormonas sexuales: los estrógenos (que podríamos llamar la reina de la fiesta).

En la segunda fase, durante las dos semanas siguientes, aumenta el nivel de la segunda hormona principal: la progesterona (que podríamos llamar la encargada de construir el nido). La produce el antiguo «saco de dormir folicular» del óvulo, que en el estado posovulatorio se llama cuerpo lúteo. El nombre viene de *corpus luteum* en latín, que significa amarillo. *Luteum*, fase lútea, tiene sentido, ¿no?

Las dos primeras semanas en las que aumentan los niveles de estrógenos en el cuerpo (fase folicular) suelen ser días llenos de energía, de pasión y de la sensación de que nos dirigimos hacia algún lugar. Durante las dos semanas siguientes (fase lútea) hay una menor cantidad de estrógenos y un aumento brusco de la progesterona, lo que a su vez puede propiciar días más centrados en el pensamiento y la introversión, así como un ritmo más sosegado.

Para complicarlo todo un poco más, también podemos dividir el ciclo en cuatro subfases.[7] Así, tenemos la fase folicular, la fase ovulatoria, la fase lútea temprana y la fase latea tardía. En términos más sencillos: menstruación, preovulación, ovulación y premenstruación. Y lo que es más fácil todavía, el mes y nuestro ciclo se pueden dividir en «invierno, primavera, verano, otoño».

Las estaciones del año pueden usarse como una imagen de las características y emociones que dan color a estas fases. Varios terapeutas hormonales, especialistas en salud femenina y escritores, entre ellos Maisie Hill, que escribió el libro *Poder menstrual*, dividen el ciclo en estas cuatro estaciones. Los días que corresponden a esas estaciones pueden variar un poco, pero en el libro que estás leyendo ahora mismo establezco que del 1 al 6 podemos hablar de invierno. Del 7 al 12 es primavera, del 13 al 20 es verano y por último llega el otoño, que puede durar del día 21 al 28.

¿Cuándo tiene lugar la supersemana exactamente? Entre el día 7 y el 14, más o menos. Depende de cuándo ovules, algo que puede desplazarse a lo largo del año. Lo que sí puedes tener claro es que la ovulación divide tu ciclo en dos. Antes y después. Primavera y otoño. En «primavera», tu cuerpo intenta quedarse embarazado. En «otoño» cree que ya lo ha conseguido.

En mi interior burbujea la primavera. Quiero acostarme con alguien. Quiero bailar. Estoy hormonal, como suele decirse. A finales del otoño, el hielo corre por mis venas con solo recibir un mensaje. Quiero llorar. Quiero estar sola. Estoy hormonal.

Déjame que te cuente por qué.

Las hormonas son «mensajeros químicos»[8] que se generan en las glándulas de todo el cuerpo y que controlan muchas de sus funciones de distintas maneras. Las hormonas se comportan como un montón de «llaves» diminutas que nadan en el torrente sanguíneo en una búsqueda eterna de receptores —o «candados»— en los que encajen. En nuestras células hay distintos candados, tanto en el cerebro como en la piel, en los músculos, en el corazón... por todas partes. Algunas llaves pasan de largo de los candados. No encajan.

Pero de repente: ¡clic!

Algunos candados y algunas llaves encajan perfectamente. De las varias decenas de llaves hormonales que circulan por nuestro cuerpo, los estrógenos tienen acceso VIP a la producción de «confeti» en casi todas las células. Por eso los estrógenos son tan importantes y tan emocionantes para las mujeres.[9]

Cuando la llave y el candado hormonal adecuados se encuentran, pueden activar o desactivar nuestros genes y hacer que nuestras células crezcan, encojan o se dividan.[10] Además, ponen en marcha una serie de procesos corporales que pueden tener como resultado que sudemos copiosamente, que nos dé la risa, que bostecemos, que nos ruja la tripa, que nos excitemos o que tengamos miedo. Sin hormonas, los humanos seríamos como un libro sin frases. Existiríamos, pero seríamos mucho menos interesantes.

Los estrógenos son de esas hormonas que hacen que la vida sea más rica (y a veces un poco más complicada). Colaboran directamente con el cerebro y afectan a todo el sistema nervioso,[11] que a su vez gobierna nuestros movimientos, reacciones, pensamientos, sensaciones, sentimientos, concentración e interpretaciones. Una de las hormonas también puede despertar a un pequeño grupo de óvulos cada mes.

Para que ocurra, el cerebro tiene que estar conectado. Los óvulos y el cerebro son viejos amigos. Hablan sin parar entre ellos a través de hormonas que se envían por el torrente sanguíneo. Al principio de la fase folicular, es decir, cuando sangras, el cerebro envía una hormona que se llama hormona foliculoestimulante, o FSH. Los ovarios reciben la señal y enseguida empiezan a «estimular» o despertar a los óvulos para que varios de ellos empiecen a desarrollarse.

Los ovarios son del tamaño de una aceituna. Cada uno está en un lado, un poco por debajo del ombligo. Ahí dentro, en el vientre, nuestro sistema reproductivo flota en una especie de mar interior. El útero flota en el medio. De él, en la parte de arriba, sale un túnel que va a la derecha y otro que va a la izquierda. Son las trompas de Falopio. Entre las trompas de Falopio y el útero cuelgan estas dos aceitunas: los ovarios, repletos de aproximadamente el millón de óvulos con el que nacemos.

Cuando se acerca el momento de la ovulación, los sacos de dormir foliculares en los que descansan los óvulos pueden crecer de unos pocos milímetros hasta dos centímetros.[12] Normal que te sientas hinchada a veces. Luego, por suerte sucede algo increíble.

Entre los tres a treinta óvulos que han competido para ser el más grande estos últimos días, solo uno es el ganador. Normalmente es el óvulo más sano, el que ha crecido más, al que se permite eclosionar. Los óvulos que estaban compitiendo, los que se llevaron la plata y el bronce y los que no llegaron a despertar, se marchitan y mueren todos los meses. Pero hasta las mujeres maduras tienen grandes cantidades de óvulos.[13] De hecho, te vas a morir con óvulos dentro. Que después de un tiempo «dejen de funcionar», no significa que todos ellos desaparezcan. Lo que ocurre es que no crecen lo suficiente para ser liberados.

Esa cosa asombrosa se llama ovulación, pero el óvulo ganador no se libera sin más. Brota de un salto de los ovarios. Tanto es así que en este proceso se forma una pequeña cicatriz en la bolsa folicular.[14] Por eso, el cuarenta por ciento de las mujeres puede llegar a sentir un dolor punzante y extraño a mitad del ciclo, que puede recordar al dolor menstrual, y generar hinchazón o gases durante algunas horas, ya sea en el lado derecho o el izquierdo del abdomen. Ese dolor tan específico recibe el nombre científico de síndrome de Mittelschmerz, que en alemán significa «dolor del medio».[15]

Cerca de la mitad de las mujeres siente cómo salen los óvulos de la bolsa folicular. Cuando se abre el telón y el óvulo diva —que es del tamaño de la punta de un pelo y algunos médicos bien entrenados pueden verlo a simple vista—[16] sale victorioso y se dispone a emprender su viaje.

Cuando el óvulo ganador se despide de los ovarios, sale de su saco de dormir y se lanza en cámara lenta hacia la húmeda tierra de nadie de la cavidad abdominal: la zona que se encuentra entre los ovarios y los tentáculos las trompas de

Falopio. Allí, el óvulo flota ingrávido durante un rato, hasta que unos brazos con movimientos que recuerdan a los de las algas lo encuentran y lo arrastran hacia la corriente submarina de las trompa de Falopio.

Si el óvulo vuelve la vista atrás, antes de ser absorbido, verá que la bolsa folicular amarilla de la que ha emergido sigue en la superficie del ovario.[17] Allí se secará y las células empezarán a producir progesterona, la hormona que, entre otras cosas, preparará al útero: el destino soñado del óvulo ganador y su posible nueva residencia durante los próximos nueve meses.

Después de la ovulación, el otoño, o lo que llamamos la fase lútea, empieza casi de inmediato. La gran reserva de óvulos restantes duerme plácidamente durante un par de semanas antes de que llegue la regla y salude, y entonces se da el pistoletazo de salida a una nueva tanda de óvulos que crecen y compiten por la victoria.

El objetivo de la célula más grande del ser humano, el óvulo, es encontrarse con la más pequeña: el espermatozoide. Para ello solo tiene veinticuatro horas, igual que una flor de un día. Pero en los cerca de cuatrocientos cincuenta ciclos que tiene de media una mujer a lo largo de su vida, ese encuentro no se da tan a menudo. Si el óvulo estrella no se encuentra con el espermatozoide estrella, muere. El óvulo acaba «devorado» por el cuerpo y desaparece. Como un truco de magia, nuestro sistema lo absorbe igual que lo haría con cualquier otra célula que ya no necesitamos. Y más o menos dos semanas más tarde, vemos el resultado físico y rojo de esa ocasión perdida.

El ciclo ha terminado. O acaba de empezar.

## La Beyoncé y la Sissel Kyrkjebø de las hormonas

En realidad, no recuerdo haber tenido una supersemana nunca. No antes de empezar a tomar nota de mis ciclos. Entonces pude echar la vista atrás hacia algunos episodios que de forma inexplicable me habían parecido como «de película» o un poco exagerados.

Luego, poco a poco, me fui dando cuenta. Probablemente, estaba en medio de una supersemana cuando acepté asistir a una fiesta sexual en Los Ángeles en 2015. Lo mismo debe de haber sucedido cuando mantuve la calma frente a un psicópata. Cuando regateé descaradamente para comprar una tostadora en una tienda de electrodomésticos y cuando me echaron de un club de *striptease* en Barcelona.

Y un par de días antes de la regla, pero a menudo no justo el día anterior, la secreción más baja del ciclo, tanto de estrógeno como de progesterona, puede hacer que te sientas especialmente sensible, conmovida o enfadada. Pero ya el tercer día, los estrógenos —la Beyoncé de las hormonas— pronto comienzan a generar un zumo de felicidad en tus ovarios. Allí burbujea, baila y da vueltas cada día con más fuerza, hasta la ovulación. Es posible que cada mañana puedas correr un poco más rápido en la cinta o dar *match* a algunos amantes potenciales más en tu aplicación de referencia. Beyoncé corre por tus venas al principio del ciclo y, llegado el momento, nos empuja a salir a la calle. Además, hace que nos sintamos especialmente atractivas.

Como cuando mi amiga Victoria y yo acabamos en la despedida de soltero de unos franceses en Barcelona y los chicos querían ir a un club de *striptease*. «¿Qué? ¿Podemos ir?» Nunca había estado en un club de *striptease* y subí entusiasmada al taxi. Los chicos intercambiaron una rápida mirada mientras nos abrían la puerta.

El ambiente era decadente. Mujeres con bragas de poliéster y pintadas como una puerta se contoneaban agotadas por un escenario ovalado en el centro del local. Puede que varias de ellas se encontraran en su fase otoñal. Un conocido estudio científico ha comprobado que las *strippers* ganan mucho más dinero en propinas cuando están ovulando.[18] Al parecer tiene algo que ver con el olor corporal y las feromonas a través de las que inconscientemente captamos los procesos biológicos que están teniendo lugar en el interior del cuerpo de otras personas en un momento dado.

Me asomé de un salto a la cabina del DJ y le grité al oído: «¡*Dirrty*, de Christina Aguilera!». Una mirada seria se cruzó con la mía durante unos segundos y luego se volvió hacia la mesa de mezclas. Luego miró al escenario. Y asintió con decepción. Mientras me acercaba sigilosamente a la parte trasera de la tarima, miré a la *stripper* inquisitivamente y levanté el pulgar. Ella se encogió de hombros con indiferencia, bajó los tres escalones, apoyó el codo en la barra del bar y me dejó libre la tarima.

Con unas zapatillas blancas sucias y un jersey de punto, mientras Christina cantaba «*give me some room, I'm coming through*», tomé impulso y volé eufórica por la tarima colgando de dos anillas de gimnasia deportiva que estaban enganchadas a un largo riel fijado al techo.

Di vueltas y vueltas como un kebab en un pincho para después perrear en el suelo pegajoso de la tarima, convencida de que me estaba moviendo como la chica de rizos de *Flashdance* (lo cual tuve que descartar al ver un vídeo de ese momento un poco más tarde esa misma noche).

El público escaso y disperso reía y aplaudía hasta que la encargada apareció sudando de ira frente a mí. No estaba ganando dinero con eso. Así que Victoria, los franceses y yo acabamos de patitas en la calle.

Si llego a saber entonces que estaba en mi supersemana, habría sabido que no me hacía falta dormir tanto en ese momento.[19] Podría haber dicho que sí a lo del *after* y me habría ido con ellos. Y así a lo mejor podría haber hablado más con ese chico tan mono y tan divertido. Era verano en mi cuerpo y Beyoncé me había invitado a salir a bailar, pero yo no había aceptado la invitación completa y me había marchado a casa.

La única actividad a la que la naturaleza de verdad quiere que nos dediquemos, además de sobrevivir, es el sexo. El objetivo principal en las dos primeras semanas del ciclo, la primavera del cuerpo, es básicamente que salgamos por ahí y encontremos a alguien con quien hacerlo. Las dos semanas siguientes, el otoño del cuerpo, están pensadas para alojar a un posible bebé.

Independientemente de que no queramos, no podamos o consigamos quedarnos embarazadas, la mayoría de las mujeres sanas y jóvenes que no utilizan anticonceptivos hormonales ovularán y podrán potencialmente quedarse embarazadas. Por eso «nos visita» la soprano Sissel Kyrkjebø. Es decir, la hormona más introvertida, la que prepara el nido, no la propia Sissel Kyrkjebø, aunque no sería un mal plan.

El cuerpo no sabe si quieres tener hijos o no. O si, por ejemplo, siempre usas condón o nunca tienes relaciones sexuales. Cada mes se prepara igualmente. La progesterona se segrega para preparar el cuerpo y que sea lo más competente posible para llevar a cabo la monumental tarea, digna de una película de ciencia ficción, que es gestar un ser humano. Pero lo más interesante es que podemos utilizar estas dos hormonas, los estrógenos y la progesterona, en áreas que no tienen nada que ver con la reproducción. Podemos usarlas para nuestro crecimiento personal. Crear innovación, arte, soluciones, literatura, alternativas, amistad, comprensión, hacer planes y marcarnos objetivos. Como ya me esforzaba por hacer yo en 1995.

## Un estudio antropológico sobre fantasmas del pasado

Mis cinco diarios llevaban varios años intactos debajo de los pañitos de ganchillo de mi abuela al fondo de un cajón de la cómoda de la cabaña familiar. Los lomos de los cuadernos crujieron al abrirlos por la primera página. Al mirarlos me di cuenta de que llevaba registrando mi ciclo menstrual desde los doce años.

29-08-1995: «Mucho lío en el cole. Me he cambiado la compresa diez veces por lo menos. ¡Las puñeteras alas se me habían pegado al muslo! ¡Qué vergüenza!». Cita textual escrita con rotulador en la primerísima página de mi primer diario. Ese día de agosto me bajó la regla por primera vez. Ese mismo día empecé a escribir un diario. Durante siete años, anoté cosas todos los días. Al pasar las páginas me di cuenta de que había documentado exhaustivamente las notas de los exámenes de naturales, los amoríos y las esperanzas de futuro hasta que cumplí diecinueve años. Entonces llegó la vida adulta y escribir bajo las sábanas en penumbra dejó de ser una prioridad.

No llevaba un registro de manera consciente, pero mis diarios me dieron acceso a una documentación histórica que podía utilizar en una especie de estudio antropológico de mí misma. Ver grandes partes de la historia del propio ciclo menstrual desde una nueva perspectiva ha sido una locura, en realidad. Después de revivir el primer día de mi regla, eché un vistazo a diez páginas más desde mi sofá esquinero para estudiar y analizar lo que sucedió durante la primera supersemana de mi vida.

Mi sonrisa se fue ensanchando al leer lo siguiente: primero fundé el «Money Club», cuyo objetivo era ganar la mayor cantidad de dinero posible (al final del diario hay una especie de Excel analógico con las cuentas del club). Después tuve la idea de coleccionar autógrafos en lugar de servilletas. Me colé entre bastidores después de una función de teatro en Olavshallen para buscar a los actores y... pasó lo que tenía que pasar: «¡Estoy enamorada! (de Robert o de Tor-Morten...)».

Una semana escasa después, en el día 23, parece que llega una nube gris. 21-09-1995: «¿El amor? Solo era un pensamiento que ha pasado de largo». Justo una semana más tarde, me encuentro claramente en el otoño del cuerpo. 28-09-1995: «Me siento en la cama y miro el cielo estrellado. Ser o no ser. Elijo... no ser».

Unas páginas más tarde: «Ya empiezan los dolores de la R. Así es la vida, ¿no?».

Así siguen las cosas, mes tras mes, año tras año.

En la semana anterior a que me bajara la regla escribía textos más cortos (con peor letra) y me decía a mí misma que estaba «muy desanimada» a pesar de que «y es raro, porque me va bien en el cole y en casa». Solía tener más catarros e infecciones de garganta, decía que me sentía tonta, infantil y cansada, y escuchaba una selección bochornosa de baladas que me había grabado en un CD.

Unas dos semanas más tarde, los márgenes de las hojas están llenos de corazones azules y redonditos. Escribo textos más largos, más vivos y alegres, con una letra más cuidada. Escribía en mayúsculas más a menudo y utilizaba un montón de signos de exclamación mientras hacía planes de futuro y hablaba con sumo detalle sobre esto, lo otro y lo de más allá.

De adolescente no tenía ni la más remota idea de lo que eran las hormonas y cómo me afectaban. Sin embargo, casi una década de datos documentados demuestra que ya entonces experimentaba variaciones semanales predecibles.

## Trucos para hacer *tracking*

«Sí, pero... ¿en qué parte del ciclo estás ahora?», les pregunto a mis amigas. Victoria ya empieza a estar harta. Saco la pregunta en casi todas las conversaciones, sean sobre el tema que sean. Podemos estar hablando de relaciones, de retos laborales, de niveles de estrés o de autoestima, que siempre pregunto lo mismo.

Algo de lo que muchas mujeres no son del todo conscientes es que tanto el malestar como el bienestar pueden estar relacionados con el punto del eje hormonal en el que nos encontremos, y que seguir nuestro propio ciclo es una de las mejores decisiones que podemos tomar para mejorar nuestra salud física y mental.

Por supuesto, puedes pedir un préstamo para pagarte un psicólogo, irte a hacer un retiro de yoga en las montañas, mudarte a otro continente para ver las cosas con perspectiva... Pero también puedes probar algo más barato y más sencillo: descubre cuánto dura tu ciclo y después qué sensaciones y qué cambios físicos experimentas.

Coge un cuaderno, usa el móvil, las hojas en blanco del libro que estás leyendo, el iPad o una aplicación. Yo soy bastante analógica. Me gustan los lápices, los discos de vinilo y los calendarios en formato físico, así que yo sigo usando mi agenda con recambios encuadernada en cuero. Al menos para llevar un registro de mi vida cotidiana.

Todos los meses, el día que me baja la regla, escribo «M» en mi agenda y lo rodeo con un círculo. Después, cuento siete días y escribo una «S» en los siete días posteriores. Así sé cuándo será mi supersemana. Cuento con tener la regla unos veintinueve días más tarde. Entonces cuento los días y escribo una «M» pequeña con un signo de interrogación detrás en lo que sería la fecha aproximada en la que empezará el siguiente ciclo.

Después de tomar notas durante tres o cuatro meses, sabrás más o menos qué duración tiene tu ciclo. Además, podrás hacer un seguimiento más ajustado de cómo te encuentras psíquica y emocionalmente día tras día. Así, podrás comparar, por ejemplo, el día 17 de un mes con el día 17 del mes siguiente. Esto puede ser difícil para las personas que tengan un ciclo muy irregular, pero fíjate bien en los cambios grandes y en los pequeños. Te darás cuenta. Por cómo sientes el cuello, el estómago o la respiración, por cómo reaccionas a los sucesos y las conversaciones de tu entorno.

Mi ciclo es bastante regular, así que sé que el día 18 es más probable que tenga una mala autoimagen. El día 10 es casi seguro que vaya a toda velocidad.

Apunta a mano la información durante tres o cuatro meses antes de pasarla a una aplicación. La aplicación te dará sugerencias de lo que sientes o de síntomas que podrías notar, pero no es seguro que haya alternativas que te encajen con exactitud. Lo importante es tener un sitio en el que tomar notas, porque a menudo no recordamos las cosas tan bien como pensamos. Está bien anotarlo todo, desde el color y la consistencia del flujo hasta el grado de dolor de cabeza y la cantidad de vasos de agua que bebes al día. Pero tener una visión general del ciclo no requiere un monitoreo constante de hasta el más mínimo picor.

Si escribes tan solo una palabra que describa tu estado de ánimo de ese día —como, por ejemplo, extrovertida, pensativa o satisfecha— y mantienes esa costumbre durante dos o tres meses para después comprobar si te identificas con esas palabras durante los ciclos siguientes, descubrirás tu patrón emocional. Este autoestudio no tiene por qué llevarte más de treinta segundos al día. Puedes hacerlo después de lavarte los dientes, convertirlo en un hábito. Si quieres hacerlo con más detalle, puedes llevar un pequeño diario con anotaciones cortas sobre las emociones más intensas, tu libido, horas de sueño, el nivel de energía que tienes o si estás de buen o de mal humor. Cuando, con el tiempo, tengas «tu ritmo» bajo control ya no será necesario que lo registres con tanta exactitud. Para entonces te conocerás mejor y te bastará con saber en qué semana te encuentras. O, por lo menos, si es antes o después de la ovulación.

No es fácil, pero tampoco es imposible.

Existen cuatro métodos concretos para descubrir en qué parte del ciclo te encuentras en un sentido fisiológico. Lo primero de todo es saber cuándo va a llegar el sangrado. A eso ya estamos acostumbradas. La sangre fresca marca el día 1 y significa, naturalmente, que te encuentras en la fase de la menstruación. Las otras tres señales son menos visibles, pero todas forman parte de la ovulación y la supersemana.

La primera de esas tres señales es que la llamada temperatura basal sube justo después de la ovulación.[20] Si tienes tiempo y ganas, puedes controlar tu temperatura corporal diariamente por la mañana, después de al menos cinco horas de sueño continuo. Si llevas un registro estadístico, verás que la liberación de progesterona justo después de la ovulación sube esa temperatura unos 0,3 grados. Si la temperatura no vuelve a bajar, puede que estés embarazada.

Sin embargo, es un método del que no conviene fiarse aisladamente, dado que otros factores como el vino, el estrés y las enfermedades pueden afectar la temperatura corporal.

Otra cosa que puedes hacer es revisar la posición y la textura del cuello del útero. Si no te incomoda, puedes meterte un dedo en la vagina hasta llegar a él, es decir, todo lo que puedas hasta que te topes con una especie de «techo». Esa es la entrada al cuello del útero, una parte muy interesante del cuerpo que poco a poco irás conociendo mejor. Durante grandes periodos del ciclo, ese techo, al tacto, nos recordará a la punta de una nariz.[21] Pero durante la supersemana, esa entrada húmeda se irá abriendo poco a poco y nos recordará a la boca de una trucha.[22] Además, el cuello del útero estará más arriba.[23]

El tercer signo, que también es el más claro de todos y el más sencillo de observar es el moco cervical. Cada una de las cuatro semanas y fases tiene su propia sustancia líquida. Permíteme que las describa para que puedas visualizarlo: en invierno segregas sangre, en otoño, leche, gelatina en verano y en otoño, algo parecido a los copos de maíz, es decir, un flujo más seco y crujiente de color amarillo. Igual que las hojas secas de un abedul, esa secreción coloreada por el cuerpo lúteo puede indicar que es «otoño» en el cuerpo.

En la primera parte del ciclo hay sangre roja. En otoño, una especie de sustancia blanca y parecida a la crema. Cuando se acerca la ovulación notarás una materia más gelatinosa que puede generar grumos.[24] Seguro que te has dado cuenta de que a veces se queda pegada al papel higiénico.

Esto, que se conoce como «moco cervical», es la manifestación física de la supersemana. También se conoce como moco fértil y es uno de los mejores y más saludables signos de que la ovulación está justo a la vuelta de la esquina.[25] El flujo elástico y transparente funciona, entre otras cosas, como una especie de lubricante que ayuda a los potenciales espermatozoides en su camino. Porque, aunque una vagina es un lugar acogedor, su bajo pH la convierte en un túnel húmedo y oscuro con bastante acidez. Como el esperma tiene un pH más alto, muchos espermatozoides morirán bastante rápido ahí dentro.[26] Pero entonces la supersemana llama a la puerta y ocurre algo extraño: el moco fértil anuncia su llegada y «casualmente» tiene el mismo pH que el esperma, lo que contribuye a que el esperma sobreviva durante más tiempo.[27]

Todo lo demás, el flujo lechoso, el rosa claro, verde o amarillo solo tienen papeles secundarios. El moco cervical es la superestrella.

¿Pero acaso el moco cervical en el papel higiénico significa que la ovulación está sucediendo ese día? ¿Ha tenido lugar ya o se espera que suceda durante los próximos días? Un estudio estadounidense sobre el moco cervical que se llevó a cabo en 2021 y en el que participaron quinientas mujeres explica lo que se conoce como *peak mucus day*, o el día idóneo del moco cervical.[28]

Las mujeres que participaron en el estudio segregaban moco cervical durante una media de seis días, pero la consistencia y el aspecto del flujo cambia constantemente. Las diferencias están en lo elástico, transparente y suave que sea. Y cuantas más cualidades reúna, más cerca estarás del «día óptimo». Si estás sana y tienes un buen ciclo ese mes, puedes probar algo que no es demasiado ortodoxo. Si estiras el flujo entre el dedo índice y el pulgar y alcanza al menos dos centímetros y medio has encontrado el día idóneo: la ovulación tendrá lugar en las veinticuatro horas siguientes.

Leche de braga o gelatina de tanga, llámalo como quieras, pero si inspeccionas el flujo de tu ropa interior sabrás en qué parte del ciclo te encuentras y cuánto queda para tu supersemana.

## La semana de fiesta al detalle

Darse cuenta de que la supersemana está a la vuelta de la esquina es como escuchar «Juice», de Lizzo, empezar a sonar bajito una semana escasa antes del primer día de regla. Después sube el volumen. Los días previos a la ovulación son una especie de «cocaína natural». Y no lo digo solo para hacerme la graciosa.

Cuando empieza la supersemana, los estrógenos toman impulso y todo en nuestro interior germina y crece. Es como una tormenta de primavera. Porque los estrógenos tienen un efecto en nuestras endorfinas, la hormona de la felicidad que se ocupa de abrir las puertas a la serotonina y a la dopamina.[29] Cuando la primera se libera en el torrente sanguíneo nos proporciona bienestar y buenas sensaciones, igual que algunas drogas. La última se encarga del orgullo, el empuje y la decisión. El hecho de que estas dos hormonas estén más activas de lo normal durante la supersemana puede hacerte sentir algo egocéntrica o motivarte a emprender grandes proyectos. Durante esta semana, miramos más a los demás y mucha gente experimenta un aumento del deseo sexual, según varios estudios. Muchas mujeres pueden sentir este «superpoder» durante todavía más tiempo: una semana y media o incluso dos, o durante un periodo más breve, tal vez un par de días. El aumento gradual de los estrógenos puede ser responsable de gran parte de las cosas positivas que nos suceden antes de la ovulación.

Y el camino de subida empieza ya en el día 1, a pesar de que en el cuerpo es enero. Como indica el calendario, los primeros días son algo más fríos, algo más apagados. Varios expertos en el ciclo menstrual creen que es una buena idea ser más introspectivas durante los días en los que sangramos y dedicarnos a actividades como poner una lavadora o hacer labores de oficina. Preferiblemente, tareas más automáticas en lugar de otras más activas y sociales que puede que de hecho tengamos ganas de hacer muy pronto.

Un par de días antes de la ovulación, Beyoncé recibe ayuda para bañarte en un polvo de estrellas. La ayuda se la proporcionan un par de coristas: primero con un aumento de la testosterona, la Grace Jones de las hormonas, que nos pone mirada de tigresa, estimula la libido y nos da «una última oportunidad» para darlo todo en la cama (o en el gimnasio). Después, un breve pero poderosísimo aumento de la hormona LH, la Lady Gaga de las hormonas, que pone en marcha la liberación del óvulo. A diferencia de los estrógenos, esta hormona no la segregan los ovarios, sino el cerebro (al igual que la FSH, que hace que los óvulos maduren).

Y Lady Gaga viene con una salvedad: solo la envían si el cerebro ha recibido un mensaje del cuerpo que le transmite que estamos sanas y que no tenemos un nivel de estrés que nos impida poder cuidar a un niño.

El día 14 es el momento de la ovulación y todo el cuerpo se altera. Los hombres en relaciones heterosexuales a los que he preguntado confirman que esos días la vida cotidiana es más agradable. «Esa semana mi novia me dice más piropos», me comentó un compañero. Su pareja le dice que se siente especialmente sociable la semana anterior a la ovulación. Estudios más recientes demuestran que durante la supersemana también tenemos una mayor capacidad para reconocer las expresiones faciales que nos transmiten las emociones de los demás y que escuchamos mejor.[30] «No solo hacemos planes para salir por ahí, también hacemos planes para sentarnos a conversar.»

Yo creo que los siete días de la supersemana pueden dividirse en dos fases. La primera pertenece a la primavera. La segunda, al verano. En el primer par de días (más o menos del día 7 al día 10) puede que parezcamos máquinas impulsadas por el ego que quieren que sus ideas ganen fuerza y velocidad.[31] Mientras tanto, la segunda fase (desde el día 11 al 14 aproximadamente), más cerca de la ovulación, es una versión más cálida de esta misma máquina. Más que impulsar nuestros propios proyectos vamos a buscar incluir a otras personas y ocuparnos de afianzar nuestras relaciones más cercanas o de cultivar otras nuevas.

La autora británica Miranda Gray no divide el ciclo menstrual en estaciones, sino en cuatro fases a las que pone nombre según el comportamiento que predomina en cada una de ellas.[32] *Momentos óptimos de la mujer* se publicó en 2009 en una pequeña editorial británica y, a pesar de que Gray no habla de ningún estudio concreto en el libro, es fácil reconocerse en sus experiencias con el ciclo menstrual. En uno de los primeros libros de autoayuda que hablan de los lados positivos del ciclo menstrual, Gray llama al invierno «la fase contemplativa», a la primavera «la fase activa», al verano «la fase extrovertida» y al otoño «la fase creativa».

Gray describe el comienzo del invierno, o día 1, como el preludio de la «fase contemplativa». Cree que ese es el momento de mirarlo todo con perspectiva, de echar la vista atrás hacia el mes que ya ha pasado. Pensar en la gente que has conocido. Y tal vez dejar ir los pensamientos que te lastran.

Más o menos una semana más tarde, en el día 7, ya habremos entrado en «la fase activa», o primavera: el comienzo de la supersemana. Un buen periodo para concentrarse en el trabajo y aprender cosas nuevas. Ahora es un momento especialmente favorable para dedicarse a la investigación y poner en marcha proyectos que tenías en mente. Es posible que durante este periodo te vuelvas un poco egocéntrica, una persona emprendedora que no puede quedarse quieta. En estos momentos, según el libro de Gray, también tenemos especial facilidad para el pensamiento lógico. Y sentimos un fuerte deseo de cambio, de obtener resultados y de tenerlo todo controlado.

Cuando «la fase extrovertida», el verano, ya está bien encaminada, alrededor del día 11, nos encontramos en la segunda parte de la supersemana, cuando las personas nos importan más que las salas de reuniones. El acelerador interno no se frena por completo como sucede en primavera, pero prestamos más atención a las necesidades de los demás. Sentimos ganas de conectar con la gente. Somos más sociables y más amables, nos comunicamos bien en equipo, somos más empáticas y apoyamos más a los demás, dice Gray. El otoño es «la fase creativa». Sentimos una fuerte necesidad de hacer cosas, de pensar de una manera nueva y más amplia. Es el momento de acotar los problemas y enfrentarnos a ellos.

Sin embargo, hay estudios recientes que demuestran que la primavera y la supersemana pueden ser nuestro momento más creativo. Hablaremos de ello enseguida.

A mí me resulta más sencillo usar las estaciones del año para dividir las cuatro semanas del ciclo, aunque la verdad es que me gusta que Gray las relacione con las características concretas de cada fase. A lo largo de la primavera y el otoño, es decir, antes de la ovulación y el sangrado, Gray opina que podemos sentir la necesidad de que las cosas ocurran enseguida, ahora mismo. Mientras que durante la propia ovulación (el verano) y la menstruación (el invierno) somos más pacientes, estamos más tranquilas y tenemos una mayor capacidad de aceptación del estado de las cosas.

Lo que ocurre es que no necesariamente somos conscientes de ello.

Años de puntos ciegos estructurales son el motivo por el que aún no conocemos con mayor claridad el funcionamiento real de las mujeres y no disponemos de pruebas tangibles que nos lo expliquen. Nunca nos han estudiado tanto como a los hombres.

Hoy en día mucha gente da por sentada la igualdad. Pero en 2019, Carolina Criado Perez, en su libro *La mujer invisible*, desveló que la Tierra todavía gira alrededor de un hombre blanco de unos 70 kilos y 1,77 metros de altura.[33] Todo, desde el diseño de los asientos de los coches hasta las descripciones de los síntomas en los libros de medicina, se ha basado en esta «persona promedio», con la que ninguna mujer —y un número muy limitado de hombres— puede identificarse.

Un género, un color y un tipo de cuerpo muy específico ha sido durante demasiado tiempo el molde de todos los seres humanos. Existen varias explicaciones a esa visión de túnel y todas ellas tiene que ver con el sexismo[34] y la discriminación de género.[35] Y de hecho es muy reciente que en muchos países desarrollados se permita a las mujeres tener una vivienda en propiedad. Y también alquilar un piso, ir a la universidad o votar. Otra razón importante es la economía: estudiar a las mujeres es caro, tedioso y difícil.[36] Los estudios científicos a menudo pretenden ofrecer resultados claros y «sencillos» con relativa rapidez, escribe la investigadora Cat Bohannon en su libro *Eva*.[37] Pero las hormonas femeninas no son fáciles de manejar. Por eso se las considera una especie de alteración del sistema, un pretexto para decidirse por estudiar a los hombres.[38]

La causa principal por la que hemos estado excluidas de muchos estudios también es la principal razón por la que nunca se nos debería haber sacado de ellos: los cambios diarios que sufren nuestros niveles hormonales.

## Depresión estival

Igual que una inexplicable depresión veraniega puede acecharnos a finales de agosto, antes de que el trabajo y las clases nos hagan volver a la rutina, los últimos días de la parte estival del ciclo pueden ser una especie de resaca después de ese cóctel de alegría que ha estado corriendo por nuestras venas los días previos.

De repente, la supersemana ha terminado.

Lo que ocurre es que los estrógenos disminuyen más o menos al mismo tiempo que se libera el óvulo. En este punto, la progesterona (nuestra soprano tranquila y constante) también está bastante oculta, aunque se encuentra en ascenso. Unos días después de la ovulación, estas dos hormonas principales se cruzan entre ellas. Los estrógenos descienden a toda velocidad y a la progesterona aún le falta un trecho para llegar a la cima.

Este bajo nivel hormonal lo percibo perfectamente. Tanto es así que dibujo una pequeña lágrima en el calendario en mi día 18. Lo mismo le pasa a mi amiga Esther. Me cuenta que el clásico y algo más molesto periodo premenstrual que tiene lugar tres o cuatro días antes de la regla no es la peor parte de su ciclo. Hay «algo más» que ocurre unos diez días antes de que llegue la sangre: probablemente el punto de cruce más bajo entre las hormonas. A esto lo llamo el bajón veraniego,[39] un fenómeno que, según varios estudios, parece ser real también para otras mujeres. Pero rara vez dura mucho. Tanto Esther como yo estamos más estables en otoño, que en mi cuerpo comienza en torno al día 21.

Ha llegado el turno de que la progesterona se luzca (además, tenemos un nuevo aumento de los estrógenos, aunque no al mismo nivel que el que ocurre durante la supersemana). Si no estamos especialmente estresadas, la progesterona tiene un efecto calmante sobre la ansiedad. Los días previos a la menstruación deberían ser bastante agradables. Si nos tomamos en serio esos días y a nosotras mismas y le damos al cuerpo el reposo que necesita, pueden ser cálidos y bonitos. La progesterona nos hace sentir más tranquilas y, de hecho, actúa como un somnífero, algo que podemos aprovechar si sabemos en qué parte del ciclo nos encontramos.

En ese periodo a mí me entran ganas de ordenar el sótano o las estanterías. Limpiar el polvo o hacer las cuentas me resulta satisfactorio y no una tarea pesada, como puede parecerme en cualquier otro momento. Pero entonces en noviembre, en torno al día 25, tanto Beyoncé como Sissel dan otro bajón. El piloto de la batería de las hormonas está en rojo y parpadea. Está llegando el SPM o síndrome premenstrual, algo por lo que pasamos «todas». Solemos pasar por alto que la primera letra de esas siglas, la ese de «síndrome», convierte el SPM en un diagnóstico. No todas las mujeres tienen SPM, pero todas pueden sentirse premenstruales. A la mayoría de las mujeres que conozco les pasa, pero eso no significa necesariamente que tengan el SPM.

Algunas mujeres tienen unos días tan horribles en esa parte del mes que piensan en acabar con todo. En ese caso, la enfermedad se conoce como TDPM y significa trastorno disfórico premenstrual.

Tal vez podríamos usar el término «la fase premenstrual». O las siglas DPM: días premenstruales. Porque eso sí es lo que tiene la mayoría. Esther a menudo se siente ansiosa y más agitada. Se deja el móvil en todas partes y se enfada consigo misma. Tiene TDAH y los días que preceden a la regla pueden ser especialmente duros para las mujeres adultas con este diagnóstico.[40]

Yo misma tengo más tendencia al llanto en esos días. Me irrito con facilidad, tengo una pésima imagen de mí misma y creo que no sirvo para nada. Tampoco consigo expresar lo que quiero decir de la manera en la que quiero decirlo. Pero si miro el calendario y me doy cuenta del día que es, lo entiendo y lo llevo mejor.

## Femtech y las aplicaciones predictoras

Una buena ayuda para tener una visión general de nuestro ciclo menstrual son las aplicaciones. Hay cientos de aplicaciones que podemos usar para recopilar datos. Estas aplicaciones se han ido volviendo cada vez más populares, pero también plantean algunos problemas. En primer lugar, las aplicaciones no te conocen a ti personalmente ni tampoco conocen tu ciclo, por mucho que lo anotes todo a diario, desde los fluidos corporales hasta los síntomas, pasando por los cambios de humor. En 2018, un estudio en el que participaron mil mujeres demostró que las aplicaciones solo sugerían el día de ovulación correcto en el veintiuno por ciento de los casos.[41]

Las aplicaciones se alimentan y funcionan con algoritmos, que, con una base de datos genérica, deducen dónde «deberías» estar según la media. Algunas aplicaciones «obligarán» a tu ciclo a adoptar una especie de plantilla estándar, con sugerencias que no necesariamente son las más adecuadas para ti. Algunas de ellos tampoco han aprendido que el embarazo no es un ciclo eterno de varios cientos de días ni tienen en cuenta las irregularidades, por lo que no es posible registrar un ciclo corto.[42]

En otras aplicaciones, parece que estás ovulando durante cinco o seis días «verdes». Como ahora sabemos, la ovulación solo dura un día. Sin embargo, tienes una ventana fértil que va desde varios días antes hasta un día después de que se libere el óvulo (en el último capítulo te contaré más cosas sobre cómo usar la supersemana para quedarte embarazada o evitar el embarazo).

Que parezca que estás ovulando durante todos los días que la aplicación marca en verde puede resultar confuso. La ovulación puede haber tenido lugar hace un par de días y puede que ya estés de camino a tu bajón veraniego, pero te hacen creer que es la ovulación en sí la que te está deprimiendo.

Muchas de las primeras aplicaciones, con un diseño monísimo de color rosa palo y funciones que daban por hecho que quienes las usaban lo hacían con el objetivo de quedarse embarazadas, las desarrollaron hombres en Silicon Valley. Los productos y servicios de Femtech pueden dar mucho dinero y constituyen una megaindustria cuyo valor se estima que puede alcanzar un billón de dólares en 2027.[43]

Cada vez hay más aplicaciones y, además, son cada vez mejores. El mayor problema es que algunas de ellas aún comparten tus datos personales y privados con otras empresas comerciales como Facebook, Google y demás, con centros de salud o incluso con instituciones jurídicas. Por eso millones de mujeres estadounidenses borraron sus aplicaciones de salud menstrual en 2022 a raíz de que el Tribunal Supremo de Estados Unidos anulara la sentencia de Roe v. Wade, que garantizaba el derecho al aborto a las mujeres estadounidenses.[44] A partir de ese momento, cada estado decide si el aborto es o no legal, y en Estados Unidos el largo brazo de la ley puede acceder a tus datos para saber si has tenido un retraso de regla y utilizar esa información en los tribunales. Las mujeres han empezado a temer que puedan detenerlas por abortar. ¡Qué asco!

Tus hábitos sexuales, tu consumo de medicamentos y tu estado emocional día tras día son muy jugosos para mucha gente. Los datos de una mujer embarazada, por ejemplo, valen quince veces más que los de una persona que no lo está, ya que la categoría «mujer embarazada» significa que la persona está pasando por un cambio vital y necesitará muchos productos nuevos.[45]

Se han desarrollado algunas aplicaciones alternativas (Euki y Drip, entre otras) que no tienen el objetivo de recopilar o almacenar tus datos en la nube.[46] Esto significa que no pueden compartir, vender ni estar legalmente obligadas a entregar a terceros los datos personales de las usuarias. Al mismo tiempo, que se recopilen e investiguen grandes cantidades de datos de las mujeres durante sus ciclos menstruales es algo novedoso que, además, puede resultar bastante útil en muchos sentidos.

Si, en nombre de la ciencia, recopilamos información sobre cómo funciona el cuerpo de algunas mujeres en particular, podremos entender mejor un tema que durante demasiado tiempo ha sido un páramo silencioso. Pero no se puede confiar al cien por cien ni en las aplicaciones ni en los termómetros ni en los libros. Lo único que sirve es cómo se encuentre tu cuerpo en cada momento.

## No todo el mundo adora la supersemana

Tengo amigas, con y sin hijos, que no tienen un subidón en mitad del ciclo. Una me ha contado que experimenta «un pequeño y divertido chute de energía», pero no una semana entera que marque la diferencia. Hay quienes tienen una versión moderada de la supersemana, puede que solo un superdía. Y no todo el mundo adora la supersemana. A las introvertidas o a las personas que prefieren estar solas les puede resultar demasiado intenso, por ejemplo. Tampoco es improbable que te hayas pasado décadas inconscientemente enamorada de tu primavera, pero más tarde (¿quizás después de ser madre?) desarrolles una predilección por el otoño o por otros momentos del ciclo.

Charlotte, mi amiga más introvertida, de treinta y dos años, ya de adolescente oscilaba entre dos personalidades distintas. Una no tenía miedo a nada y podía «ocupar espacio». De repente estaba haciendo reír a desconocidos, recibiendo un tipo de atención que normalmente le desagradaba. La otra era sensible y pasaba vergüenza, era introvertida y dudaba mucho de sí misma. Esas dos personalidades eran tan distintas que llamó a una Char y a la otra Lotte. «En ese momento no sabía que lo que regulaba estas cosas era el ciclo menstrual, pero ahora lo veo claro», me cuenta.

Ahora, Charlotte sabe que disfrutará más de los viajes y de los encuentros sociales y presentaciones durante su supersemana. Por eso, planifica todas esas actividades. Como introvertida, según ella misma se define, puede sentirse un poco más vulnerable durante la supersemana, que es un periodo que tiende más a la extroversión, pero como lleva un registro de su ciclo menstrual, ha aprendido a confiar más en la parte «Char» de sí misma. Sin embargo, todavía se sorprende «un poco» cada vez que le baja la regla y llega su supersemana.

Yo soy extrovertida y también he tenido días de ovulación en los que un saxofón sonaba al otro lado de mi ventana, mis amigos me han invitado a una barbacoa y, sin embargo, yo solo quería quedarme en casa haciendo mis cosas. Por otra parte, también he salido a la calle con SPM y me lo he pasado genial.

El ciclo no tiene por qué ser igual todos los meses y no siempre podemos obtener una respuesta universal. No siempre estamos alegres y juguetonas mientras ovulamos. Como ocurre con la mayoría de las cosas: nada es seguro. Y factores como lo que en general llamamos «la vida cotidiana» desempeñan un papel importantísimo en cómo vivimos nuestro ciclo semana tras semana. Si, por ejemplo, he tenido un periodo premenstrual relajado un mes, he comprobado que tengo más posibilidades de que el mes siguiente sea igual de bueno o mejor. Sin embargo, un periodo premenstrual más rápido e intenso de lo normal puede hacer que el ciclo siguiente sea un poco peor. Las cosas que hemos en cada momento afectan el desarrollo de los diferentes altibajos de la danza hormonal. La salud física y mental del cuerpo determina de alguna manera lo largo o lo corto que será el ciclo, cuántos días de sangrado tendrá y si el dolor menstrual será terrible o manejable.[47]

Los óvulos tienen que pasar por al menos ocho niveles antes de que se libere uno de ellos.[48] Esto ya lo sabía un científico de la Universidad de Oxford en 1986. Un grupo grande de ovarios, colocados en varias «capas» una debajo de otra, siempre está dispuesto. Ahora mismo, hoy, tu cuerpo ha decidido exactamente qué óvulos competirán durante más de un ciclo en el futuro. Tan solo ochenta y cinco días antes de la posible ovulación,[49] estos óvulos reciben sus propios minivasos sanguíneos que están conectados con resto del cuerpo.[50] Es decir, que durante tres meses los óvulos pueden recibir datos sobre la vida que llevas.

Los ovarios y el cerebro se pasan el día cotilleando sobre su tema preferido: tú. Tal vez sobre lo enamorada o lo «beis» que te sientes, si has subido o bajado de peso, si comes comida sana o no, si has bebido demasiado café o demasiado cava o cualquier otra cosa que te afecte positiva o negativamente.

Con toda esa información sobre la mesa, el cerebro dirá «adelante» o bien «frena». De esta manera se puede evitar que se libere el huevo de oro de cada mes. Porque puede que no sea el mejor momento para que seas madre, piensa el cuerpo, ahora que tienes exámenes o el doctorado te está pesando tanto, o ahora que tu hermano está gravemente enfermo. El óvulo es inteligente. El óvulo sabe lo que hace. Madura cuando estás preparada, no cuando te apetece, pero siempre tendrás otra oportunidad el mes siguiente.

Pongámoslo así: el ciclo no ha de verse como un molde de galletas, sino como un marco.

Para mí no es tan importante pasarme la vida pensando si estoy en el día 24 o en el 15, sino saber aproximadamente en qué semana y en qué parte del ciclo me encuentro. A otras mujeres, sin embargo, sí que les gustará saber en qué punto exacto del ciclo están.

El marco que diseñes puede ser la información que compartas, quizás semanalmente, con tu pareja, tus compañeros de piso y de trabajo, tus hijos, las personas de tu entorno en quienes confías y que quieres que sepan cómo te encuentras. Así, tanto ellos como tú podréis daros cuenta más fácilmente de que no siempre se puede pensar o actuar de la misma manera.

Por supuesto, puedes guardarte esos cambios de humor para ti misma, pero yo creo que ciertos conocimientos sobre el ciclo pueden tener un gran valor para todas aquellas personas que vivan con una mujer. Que tengan una hija, una hermana, una amiga o una tía a quien quieran entender mejor. Cuéntale a tu pareja, por lo menos, en qué momento del ciclo te encuentras. Si no quieres anunciárselo todas las semanas, usa un indicador cuyo significado solo conozcáis vosotros. Un imán de cerezas en la nevera para los días que no estés siempre dispuesta a que te hablen, por ejemplo.

Pero no te desesperes. Enseguida llegará la supersemana: siete días superespeciales para la comunicación y la creatividad.

# VIDA MENTAL: MÁS QUE UN CEREBRO

No soy ni experta en hormonas ni científica ni médica, sino periodista, una especie curiosa y a menudo creativa. Y a veces, en el caso de las personas que ovulamos, claramente más creativa de lo normal. Hace muchos años, trabajaba de reportera en una revista juvenil y me enviaron a Alemania para cubrir los MTV Music Awards y perseguir a los chicos de Karpe Diem.

Como tantísima otra gente, teníamos que intentar colarnos en la fiesta de Snoop Dogg en una carpa de circo situada en un bosque a las afueras de Múnich, a dos autobuses VIP, una fila de guardias de seguridad y mucho secretismo de distancia.

En un aparcamiento gigante donde la gente se agolpaba después del espectáculo, por fin encontré una especie de cola que conducía al primer autobús limusina, que a su vez conducía a un nuevo vehículo, que conducía a la que según los rumores sería la Fiesta de Todas las Fiestas. El fotógrafo y yo acabamos aplastados contra una reja de acero y cuando por fin pudimos mirar hacia arriba vimos tres seguratas enormes vestidos de negro que nos pidieron con parsimonia que les mostráramos la «cinta dorada», que ni el fotógrafo ni yo teníamos. Ahí fue cuando me puse creativa.

Exhalé un hondo suspiro y rebusqué entre las tarjetas de la cartera. Entre molesta y apática le tendí una tarjeta a uno de los seguratas. En el plástico de color azul pitufo solo ponía una cosa: Rema 1000. Era la tarjeta del supermercado.

El caso es que parecía una tarjeta especial. Y tenía un número. El vigilante me miró. Le devolví la mirada. No mediamos palabra, pero al parecer mi mirada le transmitió algo. El vigilante no se atrevió a hacer otra cosa que reconocer que esa era «La Tarjeta», y nos dejó pasar.

## Cuanto más fértil, más creativa

—¿Te puedes creer que estaba casi ovulando aquella vez que fuimos a la fiesta de la MTV? —le pregunto a Katarzyna Galasinska.

La psicóloga e investigadora polaca se ríe a carcajadas y responde con contundencia:

—¡Pues claro! Es un ejemplo espectacular de epifanía creativa.

Evidentemente, no tiene una respuesta definitiva sobre el momento exacto del ciclo en el que me encontraba y lo que estaba sucediendo realmente en mi cerebro esa noche, pero lo que Galasinska sí sabe es que cuando una mujer tiene ideas poco comunes, es bastante probable que un óvulo se encuentre a punto de eclosionar durante los días siguientes.

Cuando los animales son fértiles todo el mundo lo sabe. Las perras empiezan a sangrar por la vagina. Las gatas maúllan y son más cariñosas que de costumbre. A las hembras de los simios se les oscurece el rostro. Las cabras mueven más el rabo y las luciérnagas emiten unos códigos de luz especiales por el trasero. Cuando cualquier persona o animal con ojos en la cara pueda ver que las hembras tienen ganas de fiesta nos encontramos ante lo que se denomina ciclo estral o ciclo del celo. Los humanos no lo tenemos. Por lo general, la excitación sexual de las mujeres se esconde, ya sea de forma consciente o inconsciente. A pesar de eso, lo que les ocurre a las gatas, a las monas y a las cabras es muy parecido a lo que nos pasa a las mujeres cuando estamos «en celo».

También queremos expresar nuestro afecto de manera física y tener una mayor intimidad. Se nos ponen más sonrosadas las mejillas y es posible que movamos más las caderas al andar. Varios estudios nuevos muestran que las mujeres fértiles desvelan que están ovulando sin ser conscientes de ello. Una de las maneras en las que exhibimos nuestra fertilidad es teniendo más ideas chulas de lo normal, es decir, a través de la creatividad.

Cuanto más cerca de la ovulación nos encontremos, más ideas originales tendremos, según demostraron los estudios de 2021 de Katarzyna Galasinska en la Universidad de Ciencias Sociales y Humanidades de Varsovia.[51] Galasinska recopiló las respuestas de más de setecientas cincuenta mujeres a las que se les había dado la tarea de pensar en todas las preguntas posibles sobre un dibujo de estética picassiana de personas y animales. Los resultados demostraron que las respuestas tenían varias perspectivas distintas en los días cercanos a la ovulación.[52]

Al año siguiente, Galasinska llevó a cabo un estudio que se centraba en la originalidad de las ideas que tienen las mujeres durante el periodo de ovulación. En tres momentos distintos del ciclo, dio cinco minutos a tres mujeres de entre diecinueve y treinta y cinco años para que pensaran posibles usos para, por ejemplo, un zapato, una toalla y una botella. Muchas de las respuestas, como que el zapato podría convertirse en un acuario, volvieron a desvelar, y más claramente que en el primer estudio, que la originalidad era más evidente en los días más cercanos a la ovulación.

En 1989, David M. Buss, uno de los fundadores de la psicología evolutiva, llevó a cabo una conocida investigación sobre las preferencias para buscar pareja en treinta y siete culturas diferentes.[53] Se preguntó qué encontraban atractivas las distintas personas y descubrió que la creatividad estaba entre las diez cualidades más interesantes de una potencial pareja.

«La creatividad puede ser una especie de signo de fertilidad y las mujeres pueden usar su creatividad para atraer una pareja», cuenta Galasinska, que nos explica que existen muchas formas distintas de creatividad. La fertilidad de una mujer puede desvelarse de forma indirecta, por ejemplo, cuando esa mujer echa regaliz a la sopa en la tercera cita, cuando fabula fantasiosamente sobre el existencialismo o se inventa algo ingenioso para ti.

«La creatividad puede mostrar a los demás que tu cerebro y tus genes son de gran calidad. Que están sanos y no han mutado de ninguna manera», dice la investigadora. Merece la pena dominar habilidades artísticas clásicas como pintar, cantar, bailar, hacer fotos, escribir poemas o tocar un instrumento si queremos asegurarnos una pareja a largo plazo. Las clases de danza *jazz* o los aburridísimos ensayos de piano o violín de la infancia por fin pueden dar sus frutos en la edad adulta.

En términos de reacciones humanas y de la vida emocional, nuestro cerebro tiene más o menos el mismo comportamiento desde que salimos de la última glaciación. Aunque se creen nuevos caminos en el cerebro por cada experiencia que vivas, cada conversación que mantengas y cada recuerdo que conserves, nuestro cerebro humano colectivo no ha cambiado mucho durante los últimos doce mil años,[54] y aún nos cuesta destacar y que los demás se fijen en nosotros. Pero: «Somos más visibles cuando nos mostramos más originales e imaginativas de lo normal», nos cuenta Katarzyna Galasinska.

No todos los caminos llevan a Roma. Algunos nos llevan a la cama.

No, nuestra creatividad inherente no existe solo para atraer al padre de nuestro futuro bebé. Las ideas originales que surgen durante la supersemana también pueden tener que ver con el aprovechamiento de nuestras condiciones de vida, la meditación, el reciclaje, el bricolaje, el transporte, los horarios, la sostenibilidad, el ejercicio, la decoración y cualquier otra cosa que pueda hacerse de nuevas maneras.

Los estudios de Katarzyna Galasinska muestran que las mujeres no tenemos más ideas durante la supersemana, pero varias de las ideas que nos vienen a la mente son especialmente extraordinarias. De repente, en la cola del supermercado o en el asiento del avión, puede surgir algo nuevo. Pequeñas ideas sobre cómo formular ese correo electrónico para recibir un «sí». Una nueva forma de regar las plantas. Un uso distinto para una percha o un palillo. Ser creativa es pensar de otra manera. Es pensar en varias soluciones posibles para un problema.

Las grandes iluminaciones, cuando de repente gritamos «eureka», a menudo se perciben como la definición de la creatividad. Puede que solo suceda un par de veces a lo largo de la vida, pero el estudio de Galasinska demuestra que podemos ser creativas mucho más a menudo. El pensamiento creativo puede consistir en la conexión de ideas sueltas y pensamientos que se desarrollan y quedan de fondo: soluciones que brotan y el instante en el que las descubrimos y las atrapamos. Mientras cambiamos las sábanas o nos damos una ducha, por ejemplo. Es parte del trabajo mental del «cuarto de atrás del cerebro» que nos cuesta menos hacer durante la supersemana, dice Galasinska. Esos pequeños momentos de iluminación son especialmente accesibles entonces.

Charlotte me cuenta que, como artista visual, utiliza la supersemana para pensar más conscientemente en cosas que no había «meditado bien» antes. Cosas que no había «aterrizado» en su vida amorosa o en el trabajo, por ejemplo. Le cuesta menos comprender cosas que antes no había entendido y «los pensamientos emocionantes a menudo encuentran su sitio en mi cerebro», me dice.

Katarzyna Galasinska estudia de cerca su propio ciclo menstrual. Ella también se ha dado cuenta de que «del día 5 en adelante me pasan cosas buenas». A pesar de que muchos factores externos entran en juego y determinan lo buena o creativa que será su semana en realidad, Galasinska cree que el mero hecho de saber que podemos ser más creativas en días especiales del mes puede resultarnos útil. Sobre todo esas veces en las que intentamos algo que no funciona del todo como nos lo habíamos imaginado.

Al igual que el efecto placebo, ser consciente de que existen las supersemanas puede ponernos en un estado mental que mejore nuestra creatividad. Pero también puede suceder que una crítica interna aparezca sigilosamente en cuanto nos damos cuenta de que la creatividad puede usarse de manera estratégica.

Durante la supersemana puedo sentirme más valiente de pronto. Y más tarde aparece una voz molesta: el susurro del otoño, que intenta alejarme de la idea original para no volver a retomarla nunca más. Un consejo: deja que esa voz espere a la fase lútea, hasta que de verdad llegue el otoño. Entonces puedes convertirla en tu abogado del diablo.

Pero durante la supersemana tienes que estar a salvo. A principios de semana, puede que te resulte más fácil soñar y fantasear en soledad. Jugar con tus pensamientos, inventar y crear. Pero ahora, cuando llega el verano y estás aun más sociable, alrededor del día 11, puedes recopilar todas tus ideas inteligentes y llevar a la práctica pequeños y grandes planes.

## ¡VENGA, VAMOS!

«Durante la ovulación tomo decisiones a la velocidad del rayo. ¡Sí! Eso es lo que quiero. ¡No! Eso no me apetece. No me detengo, me organizo y, cuando me decido, noto que todo me sale mejor», me dijo una vez la música Frida Ånnevik en una entrevista.

Así es como te puedes sentir en la supersemana. Cuando tienes claro que esas cosas suceden, tomas decisiones mejores y más arriesgadas. Confías en que dominarás lo que se te ponga por delante.

Cuando vivía en Nueva York, a principios de la década de 2010, salía con un profesor de Harvard que firmaba sus correos con «rock on». Un día lluvioso de otoño, cuando llevábamos una semana y media saliendo, él se fue a Hawái a una conferencia de trabajo. Dos horas después de que nos despidiéramos con un beso, me sonó el teléfono. Yo le había dicho: «Nos vemos la semana que viene» y me había ido a mi piso de una sola habitación en el East Village. Cuando vi «D» en la pantalla, estaba segura de que se le había olvidado el pasaporte.

«¿Te vienes a Hawái?», me preguntó. Yo me reí confundida. La vibración mecánica del avión en la plataforma se oía de fondo. «Súbete al siguiente avión. El hotel ya está pagado. ¡Es rosa! ¡Y está en Waikiki Beach, flipas!»

La intuición me vino de alguna parte del estómago. O quizá me salió de los ovarios. Era mi supersemana. Enseguida supe que iba a ir, pero tenía que pensármelo. A lo largo de las once horas siguientes, mientras David volaba hacia el oeste, hice ciento tres cosas a la vez. Cancelé todas las citas de la semana siguiente y metí un montón de ropa de verano al azar en una maleta. Puse un anuncio en Airbnb en el que decía que mi piso estaba libre a partir del día siguiente y me eché una siesta. Me dio tiempo a hacerme la manicura y la pedicura. Me hice la cera en las ingles y me compré un bikini nuevo.

Cuando David me llamó desde la cinta de equipajes de Honolulu, me preguntó con prudencia qué había hecho ese día. Muy tranquila, enumeré los recados triviales por orden hasta que al fin exclamé: «¡Y me he comprado un billete a Hawaii!».

«¡¿En serio?!», exclamó.

Las investigaciones han demostrado que las mujeres, justo antes de la ovulación, somos más susceptibles a que nos seduzcan.[55] También podemos estar más «abiertas a nuevas experiencias» durante la supersemana, según demuestra un nuevo estudio sobre los efectos del ciclo menstrual en nuestra personalidad.[56] Esto puede significar, entre otras cosas, que nos interesemos más por personas e ideas que estén fuera de lo común.

Tampoco es nada raro que seamos más impulsivas y que tomemos decisiones más rápidas justo antes de la ovulación. Estamos más predispuestas a elegir una recompensa menor y más rápida en lugar de una mayor más adelante.[57] Así lo reveló un estudio británico de 2023 en el que se pidió a más de doscientas mujeres menstruantes que escogieran entre tres premios hipotéticos distintos. Una pequeña porción de comida ahora o un plato más grande dentro de un rato. Una suma de dinero más pequeña ahora o una suma mayor después. Un sexo no tan bueno ahora o un sexo increíble más adelante.

Mis chicas de la supersemana quieren tener más de todo, y lo quieren ya.

Así que ten mucho cuidado de preguntarle a una mujer si quiere cruzarse medio mundo en avión al día siguiente: puede que te diga que sí.

También está probado científicamente, en un estudio nuevo en el que participaron 3,3 millones de mujeres menstruales de ciento nueve países distintos, que los días que preceden a la ovulación no solo nos sentimos más motivadas, sino que también estamos más concentradas, felices y llenas de energía.

En el que seguramente sea el mayor estudio sobre la menstruación, que llevó a cabo un equipo de la Universidad de Stanford en 2021, se trató de descubrir qué tiene un mayor efecto en nuestro estado de ánimo: ¿son los días de verano, la rutina, los aniversarios, la Nochebuena o es en qué parte del ciclo te encuentras?

La respuesta más frecuente: el ciclo menstrual.

La intensidad de tu deseo sexual, tu frecuencia cardiaca en reposo, tu peso, tu temperatura corporal y tu estado de ánimo dependen más de tu ciclo menstrual que de otras circunstancias recurrentes como los fines de semana, los días festivos, las fiestas y el clima.[58]

La mayoría de las mujeres que participaron en el estudio estaban más felices los sábados, más tranquilas en verano y más satisfechas por la mañana, alrededor de las once. Todo, desde la alegría y la irritabilidad pasando por la motivación y la capacidad para brindar apoyo social o para centrarse más los conflictos, dependía del ciclo menstrual. La mayoría de los sentimientos tienen más posibilidades de verse afectados por el ciclo menstrual que por el reloj o el calendario. Y mujeres de Japón, Australia, Estados Unidos, Kenia, la India, Kazajistán, Noruega, Brasil, Nigeria, Italia, China, México, Chile, Suecia, Polonia, Alemania y España sentían lo mismo. Por lo tanto, la tendencia a estar más irritable o a estar más expuesta a los conflictos en determinados momentos del mes no está determinada culturalmente (como creen algunas personas).

Les pasa a mujeres de todo el mundo.

Muchas dicen que el SPM empeora con los años. Y este estudio demostró que las mujeres de entre treinta y treinta y cinco años estaban más tristes en el periodo premenstrual que las mujeres más jóvenes, de entre quince a veinte años, que participaron en el estudio. Pero para las mujeres del primer grupo de edad la felicidad también era mayor durante la supersemana.

El estudio lo llevó a cabo la analista de datos estadounidense Emma Pierson. Ella y su equipo también demostraron que durante la supersemana las mujeres tienen un peso corporal, una temperatura y una frecuencia cardiaca más bajos que en otros momentos de su ciclo. Y, por el contrario, en otoño suben un poco de peso, tienen más calor y el pulso se les acelera más de lo normal. Pierson, que ha salido en la lista de talentos excepcionales de la revista Forbes «30 under 30 in Science», demuestra que el ciclo menstrual desempeña un papel tan importante en la vida de las mujeres que debería «comprenderse mejor e incorporarse a la investigación y la práctica sanitarias», como afirma en su informe.

El estudio no representa a todos los tipos de mujeres, sino solo a las que usan la aplicación Clue. El hecho de que sean las propias participantes quienes registren en qué fase se encontraban puede afectar la fiabilidad, algo que Pierson también indica. Pero el estudio transcultural mostró coincidencias aún más sorprendentes.

Para la gran mayoría de las mujeres, la alegría y el placer se disparaban el día 1 y se mantenían especialmente altos desde el día 7 hasta el día 14, para después disminuir ligeramente hacia el final del ciclo. Por decirlo mal y rápido: el placer y la alegría estaban en la cima durante toda la puñetera supersemana. Y lo que más afectado se veía por el ciclo menstrual era: el apetito sexual de las mujeres.

Así que lo de tener más ganas de sexo durante la supersemana no solo nos pasa a Esther, Charlotte y a mí.

Gran parte del deseo sexual habita en el cerebro. Tal vez no sea tan raro estar como una coneja cuando suben los niveles de estrógenos que producen un efecto dominó en los químicos encargados de activar la excitación social y las hormonas de la felicidad en el cerebro.[59]

Y entonces es cuando empieza la fiesta. Y a veces es una fiesta sexual.

## Nuestro pequeño pene y la pequeña muerte

Al parecer había un huevo cociéndose, tanto en la cazuela, frente a mi ombligo, como detrás de él, mientras bailaba frente a los fuegos al ritmo de «Little Red Corvette» de Prince, que sonaba en mis auriculares. Era noviembre en Los Ángeles. Un pequeño Airbnb en Silver Lake con tres palmeras en el jardín iba a ser mi residencia durante el mes siguiente. Una parada después de pasar muchos años en Nueva York, antes de irme a España.

No conocía a nadie allí, pero cuando un amigo de un viejo amigo me preguntó si por casualidad me atrevería a participar en algo un poco... especial, le dije que sí. Me reenvió un correo de un sitio llamado Club X. Y me aseguró que también era su primera vez.

El sexo es sano para todos los sexos.[60] Es bueno para la

mente, el corazón y la salud. Mantener relaciones sexuales también es bueno para el ciclo menstrual, según un estudio llevado a cabo en Estados Unidos en 2022. Durante un año, se estudió a quinientas treinta mujeres menstruantes sexualmente activas que no estaban intentando quedarse embarazadas. Aquellas que tenían relaciones sexuales al menos una vez al mes producían un flujo más fértil y manchaban menos de lo normal antes de la regla.[61]

Es probable que estos datos fisiológicos tan peculiares no sean lo primero en lo que pensamos cuando nos ponemos cachondas. Y quizá la búsqueda del orgasmo tampoco lo sea, porque, aunque las relaciones esporádicas producen menos orgasmos que cuando nos acostamos con una pareja estable,[62] según un estudio alemán de 2019, muchas mujeres siguen prefiriendo tener relaciones sin compromiso durante la supersemana.[63]

Cuatro días después de recibir el correo del Club X, me eché una buena capa de sombra de ojos, me puse una peluca morada y me unté medio tubo de base de maquillaje en la cara, con la esperanza de ser lo más irreconocible posible. Mientras me colocaba el *push-up* negro, me miré al espejo, sonriendo, negué con la cabeza y me dije en voz alta: «Todo sea por la historia».

Déjame que te dé algunos datos académicos. Un estudio italiano en el que participaron más de mil mujeres de entre dieciocho y cuarenta años ha demostrado que las mujeres solteras, comparadas con las que tienen una relación estable, tienen aún más deseo sexual durante la ovulación.[64] Así que en 2014 yo no podía evitarlo, está claro.

Ethan era un músico encantador con hoyuelos profundos y me aseguró que él también estaba nervioso. Estudié al detalle todos sus movimientos por encima de los cristales de sal de la copa de martini. Olía a madera. Su voz sonaba como un bajo. Algunos científicos opinan que las mujeres se dejan seducir más por el estereotipo de hombre «masculino» durante la supersemana,[65] mientras que después de ovular, durante el otoño, preferimos a hombres menos egocéntricos, más «padrazos».[66] Otros piensan que no es una cuestión de masculinidad, sino que sencillamente nos interesa más el cuerpo de los hombres en general antes de la ovulación.[67] Y que miramos a la cara a los hombres con quienes nos encontramos durante varios segundos más, según demostró un estudio estadounidense en 2019.[68]

Cuando el móvil me avisó de que el Uber que iba a llevarnos a un piso de lujo en Venice Beach estaba esperándonos a la puerta del tiki bar en el que habíamos quedado a tomar una copa, nos levantamos al mismo tiempo de la banqueta. Nos miramos rápidamente y nos tomamos dos chupitos de tequila cada uno. Pensaba que nos daríamos media vuelta en cuanto llegamos, pero fuimos los últimos en aparecer y los últimos en marcharnos.

A las seis y media de la mañana seguimos con «el festival» mientras un sol naranja bañaba el letrero de Hollywood en la colina. Ethan vivía en una especie de cabaña de madera con vistas a las primeras letras, junto con tres papagayos, dos guitarras acústicas y una mandíbula especialmente ancha, uno de esos rasgos estereotípicos del macho alfa que ciertas mujeres podrían encontrar especialmente atractivos durante la supersemana.[69]

Sin embargo, que alguien sea capaz de ubicar una ciudad en un mapa no significa que sepa dónde se encuentra «la tierra del clítoris». El botón sexual de las mujeres ha recibido muy poca atención a lo largo de los años, pero debería ser más fácil de encontrar durante la ovulación, ya que puede crecer un poco.[70]

Desde un punto de vista histórico, los hombres, desde Hipócrates hasta Freud, pasando por Darwin, han tenido que hacer verdaderos esfuerzos para cerrar los ojos ante el clítoris, este órgano «juguetón» cuyas «funciones» más evidentes recuerdan a muchas de las del pene, escribe la periodista de investigación y autora de no ficción estadounidense Rachel E. Gross en su nuevo libro *Vagina obscura*. Los antiguos filósofos griegos consideraron durante mucho tiempo que las mujeres estábamos inacabadas, que éramos imperfectas. Sí que nos consideraban humanas, menos mal, con los mismos órganos reproductivos que los hombres, pero «en el lugar incorrecto», escribe Gross. Cuando los padres de la biología y la psicología se interesaban por la anatomía femenina, según Gross debatían sobre el órgano más adulto, la vagina, que recibe su nombre de una palabra que en latín significa vaina. En otras palabras: «Lo que guarda la espada». Un lugar para su pene. Un canal para su bebé.

Pero la vagina no compite con el clítoris, están hechos la una para el otro, escribe Gross. Hoy en día es obvio que el clítoris está inextricablemente ligado a la vagina, pero la investigación sobre la sexualidad femenina requirió que los científicos curiosos se abstuvieran de entrar por esa puerta abierta y húmeda y, en lugar de eso, se quedaran afuera y llamaran al timbre.

Ese pequeño timbre de piel suave.

*¡Ding, dong!* Es 1998 y la uróloga australiana Helen O'Conell constata por primera vez en la historia que el clítoris no solo está formado por un botón oculto bajo un capuchón en la parte superior del pubis, sino que continúa por dentro del cuerpo, a ambos lados de las paredes vaginales.

Como si el Cervino estuviera tan cubierto de nieve que solo asomara la cima que sale en el logo de Toblerone.

El tamaño total del clítoris que está «bajo la nieve» es, de media, más grande que —agárrate— el pene flácido medio.[71] La estimulación de todo este órgano y de los miles de nervios que tienen sus terminaciones concentradas en unos pocos milímetros de piel —sí, vale, en «el glande de la mujer»— es lo que los científicos creen que constituye la base de todos los orgasmos en las mujeres.[72] Solo el 18 por ciento llega al orgasmo exclusivamente con la penetración, según demostró un estudio estadounidense en 2017.[73] Y entonces es probable que ocurra porque el clítoris se estimula desde las paredes vaginales.

El orgasmo masculino tiene un claro objetivo biológico, pero ¿qué sentido tiene el orgasmo femenino desde el punto de vista de la naturaleza?

Hay quien piensa que el orgasmo femenino es como los pezones de los hombres, un efecto secundario evolutivo insignificante. Pero hay nuevos estudios que demuestran que nuestros orgasmos generan una especie de succión en la vagina que da un impulso extra al esperma y, por tanto, aumenta las probabilidades de embarazo.[74] Hubo un tiempo en que el clítoris se encontraba dentro de la vagina y los orgasmos de las mujeres desencadenaban la ovulación.[75] Al menos eso es lo que cree un grupo de científicos de, entre otras, la elitista Universidad de Yale, en Estados Unidos. Su teoría es la siguiente: las mujeres que tenían relaciones sexuales con penetración y llegaban al orgasmo (o que decidían tener orgasmos con el hombre que esperaban que fuera el padre de sus hijos) poco después experimentaban una presión liberadora. Como cuando el pan salta de la tostadora, un óvulo listo para ser fertilizado sale de los ovarios y recibe al espermatozoide.

Hoy en día, las mujeres pueden correrse hasta hartarse sin miedo a que un óvulo fecundado salga de su saco de dormir automáticamente. Nuestro orgasmo es libre. Tal vez para contribuir a nuestra autonomía anatómica, el clítoris se ha ido desplazando a lo largo de los milenios, desde justo en el interior de la abertura vaginal hasta justo en la parte de fuera, en la zona superior de la vulva.[76] Al estar un poco más escondido, hay un poco menos de riesgo de ovulación orgásmica constante.

Pero no lo dudes: nuestros orgasmos traen consigo una avalancha de ventajas.

Solo hay dos casos concretos en los que nuestro órgano de control del cerebro, el lóbulo frontal, se queda en completo silencio, escribe Robert M. Sapolsky en su libro *Compórtate*. Cuando soñamos: es decir, cuando nuestro guionista nocturno nos deja volvernos locas y relajarnos por completo (y partes del cerebro pueden tener que apagarse por esa misma razón). Entonces, durante la fase REM —y durante el orgasmo— nos desconectamos.[77] ¿Y qué pasa cuando nuestro cerebro se relaja? Puede ayudarnos a aliviar los dolores de cabeza, como ha demostrado un estudio con ochocientos pacientes sexualmente activas con migraña.

¿El orgasmo es mejor y más barato que el paracetamol y el yoga?

Me he dado cuenta de que tengo menos dolores de cabeza durante la supersemana[78] y puedo dejar que *la petit mort* (la pequeña muerte), como llaman los franceses al orgasmo, alivie mis dolores menstruales dos semanas después. Al mismo tiempo, el orgasmo es un remedio rápido contra el estrés. Cuando se libera la oxitocina y baja el cortisol, el cuerpo se calma, es más fácil dormir[79] y esas minúsculas gotas de felicidad refuerzan entre otras cosas el vínculo que tienes con la persona con quien te acuestas. O te ayuda a sentir menos ansiedad si lo buscas tú sola,[80] como hago muy a menudo en otoño.

## Tranqui, ya me acuerdo de dónde he dejado las llaves

Igual que casi no paro en casa durante la supersemana, casi nadie me ve el pelo cuando tengo la regla. Los días 25 y 26 suelen ser oscuros en mi calendario social. Me siento menos segura de mí misma y me escondo un poco. O necesito estar lejos de todo. Y me escapo a mi casita de campo siempre que puedo.

Esther se despide de su marido y de su hijo y se va al bosque durante un día y una noche con una hamaca y un termo en la mochila, sin música y sin un pódcast en los auriculares. Es un acuerdo que tienen en casa. Se ha montado su propio rincón en el ático, lleno de velas y paquetes de galletas a medio comer, un lugar donde no tiene que ser una persona alegre y servicial.

¿Quieres sentirte en paz hacia el final de tu ciclo, pero no eres capaz de relajarte? Ser consciente de lo que sucede en el cuerpo puede ayudarte. Si sabes aproximadamente en qué etapa del ciclo te encuentras, te resultará más fácil prestar atención a lo que tu cuerpo te está diciendo.

Si sabes más o menos en qué fase del ciclo te encuentras, será más fácil permitirte notar lo que el cuerpo quiere decirte. Pero, por supuesto, organizar la vida cotidiana en función del ciclo menstrual no es algo que todas las mujeres siempre puedan ni deban hacer. Cada una de nosotras gestiona su vida laboral y sus obligaciones familiares de forma diferente. Aun así, intenta escuchar las señales de tu cuerpo en aquellas semanas o días en los que sientas mayor flexibilidad.

En la cabaña me gusta sentarme en posición de loto mirando al mar y asintiendo con la cabeza al ritmo de las plantas que se mecen con el viento.

Mi cabeza también se mece de un lado a otro con el viento. El viento del noroeste sopla sin descanso y puedo gritar contra él. De lo contrario, me quedaría en casa de todos modos.

Mi deseo de meterme en mi caparazón no lo explican ni el dolor en los pechos ni el acné en el mentón ni la dermatitis. No me escondo por esos síntomas físicos. Es psicológico. Entre los árboles tengo menos FOMO. En compañía de la naturaleza no hay nada a lo que sienta que debo o debería decir que sí. Con menos distracciones está más «permitido» relajarse y dejar a un lado los hilos de pensamientos.

Pero no desconecto por completo el contacto con el mundo que me rodea. También tengo una o dos tareas que llevar a cabo. Algunas veces, en entrevistas o videollamadas con gente que trata de explicarme cosas complejas, tengo ganas de llorar. No comprendo por qué no entiendo nada. Bueno, sé que puedo echarle la culpa a la «niebla premenstrual» del cerebro, pero siempre se me olvida cuando estoy inmersa en ella. Es como si mi cerebro solo pudiera soportar trabajar durante veinte minutos seguidos. Como si esa vulnerabilidad no fuera a terminar nunca.

Esos días tengo muchas lagunas. Estudios recientes de Alemania y Estados Unidos demuestran que los estrógenos cambian la forma de nuestra materia gris a la velocidad del rayo en cuestión de semanas.[81] El cerebro se vuelve más compacto[82] —y por lo tanto probablemente más potente— durante la supersemana. Y más suelto, de alguna manera, en los días premenstruales.

Por lo tanto, he empezado a acordarme de «reservar la cabaña» o algún otro lugar un poco más tranquilo donde alojarme cuando me encuentro en la mejor parte del ciclo. El panel de control funciona como debe y me acuerdo de todo. Tanto de lo que tenía que haber hecho como de lo que ya está terminado.

Por supuesto, muchas cosas influyen en el pensamiento de las mujeres. Las hormonas, claro, pero también los genes, las conexiones químicas del cerebro, el crecimiento, la primera infancia y la cultura.[83] Se necesitan muchos elementos para determinar si eres del tipo de persona que tiene buena memoria o si tiendes a olvidar cosas. Si eres de las que necesitan una visión general para poder ir encajando en ella los detalles, o viceversa. Pero se ha demostrado que, cuando los estrógenos pisan el acelerador durante la supersemana, ocurren cosas en el cerebro.

La cantidad de neuronas que «hablan entre ellas» varía, y las sinapsis cambian de forma.[84] ¿Y eso qué quiere decir? Pues sí, que los estrógenos influyen en la comunicación, en la memoria y en el aprendizaje. Las investigaciones de los últimos treinta y cinco años han demostrado que esta hormona tiene un efecto en las funciones cognitivas del cerebro de la mujer.[85] Por eso en el cerebro de las mujeres hay una cantidad extra de «candados» esperando a entrar en contacto con un estrógeno llave.

«La pócima eureka» se da más en las tres áreas profundas del cerebro llamadas hipotálamo, amígdala e hipocampo. Un trío que, entre otras cosas, regula cómo recibimos nueva información, de qué manera nos orientamos en el paisaje y cómo recordamos.

La memoria es nuestro álbum de fotos mental con miles de millones de tarjetas. Recordamos tanto hacia atrás como hacia delante, de alguna manera. Puedo sentarme a hojear «paseos y martes» durante décadas. En lo que respecta a crear recuerdos, planear futuras experiencias es algo que al cerebro de la supersemana le encanta hacer.

Esther me ha dicho que se reconoce en ello. Su problema es que las citas que surgen de planificaciones espontáneas durante la supersemana a menudo suceden una o dos semanas más tarde «cuando las superfuerzas se han disipado», como ella misma dice. Por eso puede ser sensato hacer lo contrario: planear las dos semanas siguientes cuando tenemos la regla, para que los encuentros sociales caigan en el periodo donde mejor nos encajan.

Esther es una persona altamente sensible. Sabe perfectamente que tanto las cenas que se obliga a organizar para su familia extensa como las presentaciones del trabajo la agotan. Por eso intenta que ese tipo de acontecimientos sucedan durante su supersemana, pero no es tan fácil cuando hay que tener en cuenta la agenda de un montón de invitados, familiares y compañeros de trabajo que a su vez tienen muchas otras cosas que hacer. A veces los trucos del ciclo funcionan; otras, no.

No obstante, cuando Esther comprenda que las hormonas siempre desempeñan un papel fundamental, aunque ya hayan llegado los invitados y ella esté sudando porque el rompecabezas del calendario tuvo como resultado que la cena cayera en el día «equivocado», podrá relajarse un poco más. Se dará más tiempo para prepararlo todo y, además, sabrá que la inquietud no es parte de ella, sino resultado de las hormonas. O más bien de la falta de ellas.

Durante el ciclo menstrual se producen cambios en el cerebro de las mujeres, especialmente en lo que respecta a aprender cosas nuevas o a recordar cosas que se han dicho o hecho.[86] Estos cambios están relacionados con aquello a lo que decidimos prestar atención. Y en lo bien que planifiquemos las cosas.

La capacidad de hacer planes se encuentra en el lóbulo frontal, que hemos mencionado antes: una compleja maraña de conexiones que se encuentra en el cerebro, «la más interesante» de las cuatro regiones cerebrales, según el profesor de Neurología y Biología Robert M. Sapolsky. Este afirma que esta joya de la corona, que se encuentra justo encima de la frente, entre las cejas, fue la última parte del cerebro en desarrollarse en nuestra transición de una especie cangrejo de río a un tipo de simio y, finalmente, al ser humano moderno.

El lóbulo frontal es, pues, una especie de *joystick* mental. Ahí es donde reside nuestra personalidad y toda la responsabilidad por nuestras acciones y movimientos voluntarios, así como la capacidad de controlar los impulsos. ¿Antes hacías autostop con desconocidos o viajabas de mochilera por zonas con reptiles venenosos? ¿Eras, en general, una persona más despreocupada? Tal vez seas una mujer que dice que sí a todo. En ese caso tienes una disculpa científica. La zona del cerebro que controla los impulsos no se desarrolla por completo hasta mediados de la veintena, y las mujeres la desarrollamos un par de años antes que los hombres.[87]

Un estudio noruego ha demostrado que las personas que tenemos ovarios usamos esta parte del cerebro con una frecuencia «significativamente» mayor.[88] También se ha comprobado que el lóbulo frontal es ligeramente más grande en las mujeres que en los hombres.[89] Sin embargo, que utilicemos la principal sede del cerebro para la memoria, la comprensión y el aprendizaje más que los hombres no significa que las mujeres estemos más desarrolladas en todas las áreas relacionadas con ella.

Aun así me pregunto: no es ningún secreto que a las mujeres se nos dé especialmente bien organizar y planear cosas, ¿no? Posiblemente mucho mejor que a grandes grupos del género masculino, si se me permite decirlo.

«No estoy en desacuerdo, a pesar de que no encajo en el estereotipo. A mi marido se le da mucho mejor que a mí planear las cosas», dice Helene Hjelmervik, la científica noruega responsable de los estudios sobre el control cognitivo y el uso del lóbulo central en las mujeres y en los hombres. Es profesora de Psicología en Høyskolen Kristiania y una de las pocas personas del mundo que investigan el cerebro femenino y el ciclo menstrual.

La memoria de trabajo de las mujeres, cómo usamos la memoria a corto plazo y recordamos cosas que se han dicho o hecho delante de nosotras, mejora en los días previos a la ovulación, según ha demostrado el estudio de Hjelmervik. Normalmente, los seres humanos olvidamos demasiado rápido, pero durante la supersemana, las palabras y los hechos se pueden mantener más tiempo en la consciencia de las mujeres.

Una buena memoria de trabajo es una ventaja a la hora de planear cosas, pero nadie sabe si a las mujeres se nos da mejor que a los hombres, ya que no se han llevado a cabo estudios sobre este tema en concreto... todavía. Hjelmervik opina que cualquier diferencia entre los sexos podría tener su explicación tanto en la distribución de roles sociales como en la biología.

También existe algo llamado «memoria espacial», que sirve para recordar dónde hemos dejado las llaves del coche o dónde está el interruptor de la luz en una habitación oscura en la que hemos estado antes. Un estudio iraní de 2023 demostró que, durante la supersemana, este tipo de memoria no se ve tan afectado por el estrés como el resto del tiempo.[90]

En 2015, mientras hacía la tesis, la doctora Helene Hjelmervik descubrió que, en los días que preceden a la ovulación, las mujeres podemos pasar por alto molestias que normalmente nos dificultarían la toma de decisiones. En otras palabras: se nos da mejor escuchar. O al menos se nos da mejor decidir qué queremos escuchar.[91]

¿Alguna vez has estado en una cafetería con amigas ruidosas, cuya conversación es más molesta que las voces de la mesa de al lado, pero, aun así, te has dado cuenta de que puedes hacer caso omiso a los sonidos más cercanos y captar lo que dicen en esa otra mesa? Según Hjelmervik, puede que estés en tu supersemana y hayas aprendido a aislarte del ruido de fondo de repente.

La atención ha mejorado.

Pero ¿por qué ocurre esto desde una perspectiva biológica? Según Hjelmervik, puede ser sensato que una persona fértil enlace varios procesos mentales para poder tomar mejores decisiones a la hora de elegir una pareja. Y de esa manera evitar acabar agarrándose a un clavo a ardiendo.

## LA ESTACIÓN DE LA CONVERSACIÓN Y LA EMPATÍA

El sexo puede ser divertido, importante y difícil. Lo más valioso cuando queremos empezar o mantener una relación con alguien (o en cualquier relación humana, en realidad) es la comunicación. Y si las conversaciones son agradables y sinceras, tal vez la vida sexual sea menos complicada, ya sea en la frágil fase temprana o en las rutinarias décadas de la vida matrimonial.

Hay multitud de libros sobre cómo adaptar las conversaciones en el hogar para evitar los malentendidos y sustituirlos por la escucha activa. Lo que, aun así, mucha gente no ha comprendido es cómo cambian a lo largo del mes tanto la receptividad de las mujeres a las palabras y como la forma que tenemos de percibirlas o transmitirlas.

Los estudios demuestran que unos días antes de la ovulación la voz se vuelve más clara y nos expresamos mejor.[92] Las palabras, al igual que la creatividad, pueden seducirnos. Los pájaros cantores que recuerdan más melodías y las cantan mejor son los que parecen tener el cerebro más grande y, por lo tanto, mayores posibilidades de ser elegidos, dice la zoóloga Lucy Cooke en su libro *Hembras*, de 2022.[93] Lo mismo ocurre con los humanos. Nuestra forma de expresarnos es decisiva. Sentimos atracción y mantenemos a potenciales parejas gracias a conversaciones y mensajes de texto.

El cerebro de las mujeres está hecho para conectar los pensamientos intuitivos con el pensamiento analítico. Es decir, para combinar los sentimientos y los hechos, algo que demostró un estudio estadounidense en 2014. Las mujeres jóvenes, sobre todo, tienen varios «cables de comunicación» entre los dos hemisferios del cerebro, lo que puede suponer una fuerte ventaja en la comunicación oral.[94]

Dentro del lóbulo frontal, nuestra área cerebral más activa, se encuentra el área de Broca: el punto más importante de la materia gris que convierte los pensamientos en palabras articulables. En 2016, unos científicos canadienses demostraron que, cuando se acerca el periodo de ovulación, nuestra capacidad para recordar y aprender palabras nuevas mejora con respecto a cualquier otro momento del ciclo.[95]

Durante la supersemana, pues, tenemos ayuda gratis para hacer crucigramas, avanzar en Duolingo y empollar para los exámenes.

El cerebro se ilumina con una tormenta de estrógenos durante la supersemana. Un grupo de estudiantes de Psicología pudo comprobarlo cuando pidieron a una treintena de mujeres que se pusieran cómodas en una máquina de resonancia magnética. Durante tres días distintos a lo largo del ciclo, las mujeres recibieron dos retos concretos. El primero tenía que ver con «la fluidez verbal». Las participantes tenían que pensar el mayor número posible de palabras relacionadas con la categoría «animales de granja». Heno, estiércol, ubre, herradura, pavo, etcétera. ¿Y qué sugirieron los científicos de bata blanca? Que la ovulación tiene un efecto en el hipocampo, la parte del cerebro que se ocupa de la memoria y la comunicación.[96] Pero incluso con esa ayuda cerebral extra de los ovarios, eso de comunicarse lo mejor posible sigue sin ser fácil.

Un día, las conversaciones en la cocina se desvían un poco; dices cosas que no sientes, te vuelves más parlanchina o más callada de lo habitual. A veces tu novio está más pendiente del móvil que de tus palabras y otras veces transmites las verdades de la relación como si estuvieras dando una charla TED.

Conviene saber que durante la supersemana, a diferencia de lo que ocurre en otoño y en la fase lútea, podemos mantenernos fuera de nuestra zona de confort durante más tiempo de lo normal. Es el momento de que nuestros argumentos prevalezcan, de que se consoliden nuestros objetivos y nuestras percepciones y planes de futuro tomen forma. Antes de la ovulación, cuando aún no estás embarazada, eres tú quien está y va a seguir estando en el centro.

Justo antes de que se imprima este libro, me llega un correo electrónico de la Universidad de Camberra, en Australia. Por fin recibo la respuesta de la estudiante de doctorado Monica Koehn, que estaba enfrascada en el análisis de su nueva tesis en psicología. Koehn usó el test de personalidad HEXACO (que al parecer es mejor que el más conocido «The Big Five» o el modelo de personalidad de cinco factores) para observar qué puntuación obtenían cincuenta y tres mujeres, fueran o no consumidoras de anticonceptivos hormonales, en materia de extroversión, honestidad y narcisismo, entre otras características, a lo largo de su ciclo menstrual.

Es la primera de la historia que, según ella misma, ha logrado documentar científicamente que sí, algunas partes de la personalidad de las mujeres se ven afectadas por el ciclo menstrual.[97] Tal vez recuerdes que el lóbulo frontal es el área en la que se encuentra la personalidad, pero también puede ser importante para la empatía. Es posible que algunas mujeres sean un poco más empáticas que los hombres, pero bueno, esto tampoco es una competición. El estudio de Koehn ha demostrado que las mujeres que ovulan se vuelven más empáticas —y menos manipuladoras— antes de la ovulación y durante la supersemana,[98] en comparación con las que usan anticonceptivos hormonales (cuya función suele ser detener la ovulación). Por otra parte, no somos tan honestas durante la supersemana. Qué raro, ¿no?

Monica Koehn opina que no necesariamente se trata de mentir o de engañar más, sino de ser menos estricta a la hora de romper las reglas. El espíritu competitivo de las mujeres también se despierta durante la supersemana. Un estudio británico de 2023 demostró que si las mujeres que ovulan se sentaran a la mesa en una cocina y jugaran a un juego de estrategia con otras mujeres, existiría la posibilidad de que se volvieran menos cooperativas y más propensas a menospreciar o castigar a sus contrincantes,[99] sobre todo si consideran que son guapas.[100]

Durante los últimos veinte años se ha tenido en cuenta por primera vez que las hormonas femeninas tienen un efecto en las cualidades psicológicas y personales de las mujeres, en cómo pensamos y cómo nos comportamos. Monica Koehn explica que esto se debe a que nos hemos dado cuenta de que las hormonas sexuales no solo se encuentran en nuestro sistema reproductivo, sino que también pasan al torrente sanguíneo, que llega directamente al cerebro.

El campo de especialización en estudios sobre la psicología del ciclo menstrual ha crecido, pero sus resultados aún pueden verse con cierto escepticismo. Hay quien argumenta que si aceptamos que las hormonas «controlan» a las mujeres, eso quiere decir que su comportamiento está predeterminado por la biología, según afirma Koehn, y que, por lo tanto, no tenemos libre albedrío ni capacidad de tomar nuestras propias decisiones. Sin embargo, esta forma de pensar no reconoce la capacidad de las mujeres para actuar en su propio interés, algo que, sin duda, hacemos. Así que, ¿cómo podemos mejorar en ese sentido?

Programa conversaciones sobre el trabajo y la carrera profesional para los inicios de la supersemana, cuando te importe menos sentirte rechazada y te sientas más motivada para presentar nuevas ideas y sugerencias. Puede resultar más sensato que las conversaciones difíciles con personas cercanas las programes hacia el final de la supersemana, es decir, durante la ovulación, en verano. En ese momento, somos más empáticas y capaces de manejar conversaciones que pueden hacernos sentir más vulnerables sin echarnos a llorar. También nos resulta más fácil entender el punto de vista de los demás y, al mismo tiempo, nos cuesta menos defender nuestros intereses.

El verano es la estación de la conversación, ya sea para debatir sobre una relación abierta, una boda, si por fin vais a decir que sois novios o si ha llegado el momento de que cada cual vaya por su lado. Aun así conviene esperar un mes entero antes de tomar decisiones importantes. Tu capacidad para analizar con precisión dónde te aprieta el zapato está más a mano durante el otoño, después de la ovulación, cuando ya no estás cegada por el sexo. Cuando la bruma febril del verano se ha disipado y puedes navegar por el cielo nocturno en busca de los planetas más brillantes y de la basura espacial de la que preferirías deshacerte. Los pensamientos sobre cómo poner orden pueden aparecer dos semanas antes, pero las conversaciones que sabes que van a contener elementos de índole explosiva o emocional tal vez los podrías dejar para el final de la supersemana.

Bueno, cuando le saqué un tema candente sobre mujeres a mi buena amiga Nora, su respuesta no fue precisamente emotiva. Pero podría haberlo sido.

## LA MENOPAUSIA: IMPORTANTE MUCHO ANTES DE QUE CUMPLAS LOS 50

Estábamos tumbadas en un banco junto al Akerselva, con la mirada fija en el tronco de un árbol que flotaba río abajo. Cuando pronuncié la palabra «menopausia» me di cuenta de que Nora dejó de escucharme. Tiene treinta y pico años y ese misterioso periodo de la vida de las mujeres cuando la regla desaparece y la ovulación se detiene es un tema del que no quiere oír hablar. Como si la menopausia fuera a llegar antes por pensar un poco más en ella. El asunto es que se puede tener la regla y aun así estar entrando en ese periodo indefinido en el que los estrógenos van disminuyendo de manera gradual.

Oficialmente, llegamos a la menopausia cuando pasamos doce meses seguidos sin tener la regla (y por lo tanto sin ovular). Cuando esto sucede, tenemos cincuenta y dos años de media.[101] ¡Pero ojo al dato! El lío no empieza entonces. Puede que incluso sea entonces cuando el lío empiece a remitir. Muchas mujeres experimentan molestias y síntomas asociados a este cambio de vida hasta diez años antes de dejar de menstruar.[102]

Por eso es importantísimo también para ti, Nora.

En la perimenopausia, las hormonas empiezan a fluctuar de forma exagerada y podemos experimentar sofocos, sudores nocturnos, sequedad en las mucosas, aumento de la ansiedad, aumento de peso y problemas de sueño. Cosas bastante fuertes que no tienen por qué suceder. Aun así, un ochenta y cinco por ciento de nosotras vive algún tipo de molestia relacionada con que los estrógenos disminuyan.[103] Más adelante, cuando estos años impredecibles pasen, los niveles de estrógenos se mantendrán en un nivel más bajo y constante.

Pero mucho antes de eso, alrededor del veinte por ciento de nosotras empezamos a darnos cuenta de que ya no somos capaces de procesar nueva información verbal con la misma facilidad de antes.

¿Y por qué sucede esto en realidad? ¿Y qué podemos hacer para evitarlo? La menopausia, desgraciadamente, es un fenómeno femenino escasamente estudiado con un montón de efectos secundarios, y la mayoría de las mujeres tienen que o bien intentar entenderlos por sí mismas o bien buscar ayuda para comprenderlos.

En un episodio de 2023 del pódcast de salud femenina *You Are Not Broken,* el doctor Avrum Bluming, oncólogo y autor del libro *Estrogen Matters* contó lo mucho que le sorprendió enterarse de que la menopausia se trataba en menos del veinticinco por ciento de los programas de estudios de ginecología de Estados

Unidos.[104] Si está en lo cierto, eso significa que el setenta y cinco por ciento de los ginecólogos estadounidenses en ejercicio carecen de los conocimientos técnicos suficientes sobre la menopausia. Es aterrador en muchos sentidos, porque entonces tampoco sabrán en qué medida los suplementos hormonales pueden ayudar a una gran proporción de sus futuros pacientes.

Hace unas décadas, los médicos prescribían suplementos hormonales sin parar. Y alargaban la supersemana a un superaño. De alguna manera. Los estrógenos están disponibles en forma de pastillas, parches, aerosoles, supositorios y cremas. Y cuando las mujeres, antes o después de la menopausia, toman suplementos de estrógenos, recuperan artificialmente su nivel sano y equilibrado de estas hormonas, que habían perdido o estaban perdiendo de forma natural. Pero, aunque los estrógenos puedan percibirse como una fuente de juventud, las mujeres que no tienen síntomas de deficiencia de estrógenos no deben utilizar los suplementos como fuente «energía eterna».

Una cantidad excesiva de estrógenos puede suponer un reto. La deficiencia de ellos, un aburrimiento.

Por lo tanto, las mujeres solo deberían usar cremas hormonales para tratar problemas específicos que puedan surgir antes y durante la menopausia.

Siempre que tengan acceso a ellas.

Muchos médicos de cabecera, ginecólogos, personal sanitario y las mujeres en general todavía tienen un miedo atroz a los suplementos de estrógenos desde la conferencia de prensa en un salón de baile de Washington en verano de 2002.

Desde hace tiempo se ha consensuado que los suplementos de estrógenos aumentan significativamente el riesgo de padecer cáncer de mama, trombos y accidentes cerebrovasculares. Solo hay un problema: no es cierto.[105] Llevamos casi veinticinco años engañadas, según afirma un artículo de investigación de *The New York Times* que se hizo viral en 2023 y reveló que millones de mujeres estadounidenses estaban recibiendo terapia de estrógenos desde que los suplementos estuvieron disponibles y se popularizaron en la década de los años sesenta hasta este día de verano de 2002. Los suplementos hormonales eran un elemento esencial en los botiquines de las mujeres menopáusicas y les facilitaban la vida a muchas.

En Noruega, el consumo de suplementos de estrógenos se triplicó durante la década de los años noventa.[106] Un amplio estudio observacional estadounidense demostró que el riesgo de desarrollar problemas cardiacos de las mujeres que tomaban suplementos disminuyó en un cincuenta por ciento y que los estrógenos prevenían la osteoporosis. «Los estrógenos deberían estar hasta en el agua del grifo», decían algunas personas según el artículo de *The New York Times*.

Pero dado que los resultados de los estudios observacionales no se cotejan con grupos de control aleatorios, no ha sido fácil determinar si los suplementos hormonales en sí mismos son el factor que mejora la salud de las mujeres, o si las participantes eran mujeres sanas en general. Por eso, los Institutos Nacionales de la Salud de Estados Unidos (NIH) quisieron determinar de una vez por todas cuáles son los efectos de los suplementos de estrógenos. Invirtieron millones de dólares en un estudio exhaustivo —que no tardaría en resultar controvertido— llamado Womens Health Initiative.

Se reclutó a veintisiete mil mujeres que se dividieron en grupos.[107] A algunas les dieron hormonas en forma de estrógenos y progesterona sintéticos; a otras, solo estrógenos. El estudio se desarrolló a lo largo de cinco años, pero entonces ocurrió algo. Antes de que el estudio, que se suponía que iba a durar ocho años, finaliza, los NHI echaron el freno. El 9 de julio de 2002 convocaron una rueda de prensa.

Las horas y los días siguientes, los científicos tiraron sus preparaciones por el váter y no volvieron a tocar nada parecido.

Ante un nutrido grupo de periodistas, un representante de los NHI declaró que el estudio se había interrumpido porque «la terapia hormonal ha producido un aumento pequeño pero estadísticamente significativo del riesgo de desarrollar problemas cardiacos, accidentes cerebrovasculares y trombos, así como un leve aumento del riesgo de padecer cáncer de mama», según informa *The New York Times*. Pero lo siguiente que ocurrió fue que presentadores de diversos programas televisión, del telediario y periodistas en general comunicaron los datos como si fueran un desastre, lo que contribuyó a sembrar el pánico. En los programas matinales de Estados Unidos, se mencionó un aumento de un veintiséis por ciento del riesgo de padecer cáncer de mama y el doble del riesgo de que se generaran trombos.[108] En Noruega, dos días más tarde, el *Dagbladet* publicó en portada con mayúsculas negras y gruesas una pieza sobre el «informe impactante» y citó a un director médico noruego que afirmaba que «hay que dejar de recetar estrógenos». Y eso fue exactamente lo que ocurrió.

Casi de la noche a la mañana se dejaron de pedir estrógenos. Los médicos se negaban a recetarlos. Muchas universidades de Estados Unidos dejaron de formar a los futuros médicos en el tema.

El problema no fue solo que la histeria mediática se desbordara, sino que los científicos se habían equivocado con su propio estudio. Habían concluido que los resultados podían aplicarse a mujeres de todas las edades, no solo a las mayores de sesenta, que era la mayoría de las participantes del estudio.

Si llegas a la menopausia a los cincuenta años y pasas una década sin estrógenos en el cuerpo no es muy sensato volver a tenerlos de golpe.

Reactivar los estrógenos tras una sequía hormonal tan prolongada puede ser muy arriesgado. Varios científicos coinciden en que los beneficios superan los riesgos si se inicia el tratamiento durante los diez años posteriores a la menopausia en caso de que se sufran sofocos y sequedad de las mucosas.[109]

Pero ninguna de estas conclusiones salió en los medios y ya se había sembrado el pánico. Hasta cierto punto, ese miedo aún persiste.

A raíz de esa conferencia de prensa se han realizado numerosos estudios y análisis. Y hoy en día los científicos del estudio original opinan que el tratamiento hormonal con solo estrógenos puede reducir el peligro de padecer cáncer de mama en el veintitrés por ciento de las mujeres sin útero.[110] Todavía se cree que las mujeres con el útero intacto tienen un mayor riesgo de sufrir cáncer de mama, pero ni de lejos llegan a las cifras alarmantes que tuvieron como resultado la interpretación errónea de 2002.[111] Esta afirmación también se está cuestionando.[112] Es evidente que la terapia hormonal aún resulta controvertida.

Sin embargo, en 2017 se publicó un seguimiento de los estudios originales que tranquilizó un poco a la opinión pública: las participantes que habían iniciado el tratamiento de estrógenos durante los diez años siguientes a haber alcanzado la menopausia no tenían un riesgo mayor de morir antes que cualquier otra mujer.[113] En 2022, la North America Menopause Society confirmó que está bien hacer uso de los estrógenos para tratar ciertas dolencias siempre que las pacientes tengan menos de sesenta años y no tengan enfermedades subyacentes.[114]

Ten en cuenta una cosa. Demasiados estrógenos pueden generar cáncer de útero.[115] Así que es muy importante que todas las personas que tienen útero —es decir, que no han pasado por una histerectomía— sepan que los suplementos de estrógenos siempre hay que equilibrarlos con suplemento de progesterona. Sissel y Beyoncé son como el yin y el yang: se complementan.[116]

Aunque los tratamientos hormonales no van a ayudar a todas las mujeres menopáusicas a entrar en una nueva fase de la vida, parece que podrían tener muchos efectos positivos. Al parecer, los suplementos pueden ayudar a prevenir el alzhéimer,[117] una enfermedad que afecta aproximadamente al doble de mujeres que de hombres.[118] También pueden ayudarnos a conciliar el sueño,[119] a mejorar la densidad ósea, a evitar las fracturas y las enfermedades cardiovasculares y, como se describe en una guía para ginecólogos de la Asociación Médica

Noruega, reducen «el riesgo de padecer diabetes y la mortalidad». Es decir, ayudan a mantener la distancia con la muerte en vez de invitarla a entrar.

Vale, Nora, te entiendo. Queda «una eternidad». Lo dejamos por ahora.

## Suéltalo

Tengo que confesar algo: de vez en cuando me ocurren cosas raras cuando paso de una estación a otra. Cuando paso del invierno a la primavera, de la primavera al verano, etcétera.

Parece que cada una de las cuatro fases del ciclo menstrual tiene dos o tres días de transición en los que siento una especie de retraso con respecto a la estación anterior. O una sacudida con respecto a la que viene. Y a veces me aferro al momento que más me gusta. Como el día 4, por ejemplo, cuando todavía estoy en invierno, sigo menstruando, pero también sé que los próximos días corresponderán a la primavera y a la supersemana: unos días que me encantan. Puedo acabar fastidiándome ese momento por estar demasiado ansiosa.

Puedo levantarme a las seis menos cuarto, mirar el reloj y pensar: «¡Venga! ¡En marcha!». ¡Arriba! ¡A trabajar! Una hora más tarde, estoy agarrada a la encimera de la cocina y tengo que abrir las piernas para mantener el equilibrio. Debería volver a la cama. Tengo el cuerpo entumecido, pero mi cabeza tiene unas ganas horrorosas de ser productiva. Y entonces pienso que tengo que superar el cansancio. Me pongo ropa de deporte y me preparo para salir a correr por el río. Pero antes... Cojo un montón de ropa y me dispongo a doblarla y guardarla en el armario, pero después me rindo y me quedo tirada con las piernas y los brazos abiertos como una estrella de mar.

Hacia el final del verano, alrededor del día 20, ocurre algo parecido. Entonces todavía siento el cosquilleo de la vida social, pero también las ganas de quedarme en casa. Si recibo un mensaje de una amiga que me pregunta espontáneamente si me apetece ir a cenar a un nuevo restaurante indio, puedo responderle primero que sí y después rajarme y cancelar la cita, para más tarde ponerme los zapatos y tirarme a la calle. Y pasarme la mitad de la cena pensando en mi cama.

Me niego a ser una esclava de mi propio ciclo. Por eso, es bueno saber que las fases parecen comenzar o desvanecerse cada día. Así que lo que corresponde a la primera semana con respecto a la segunda no tiene por qué ser tan rígido. Empezar algo nuevo a menudo conlleva una movilización mental. Las mujeres empezamos de cero casi todos los días. Dejar algo también conlleva un esfuerzo. Dejar el tabaco, por ejemplo. El aumento natural de los estrógenos antes de la ovulación reduce el mono de nicotina.[120] Un estudio estadounidense de 2021 aconsejaba dejar de fumar durante la supersemana. Así que puede que nos resulte más fácil aprovechar ese momento para dejar otras cosas también. El estrés y el esfuerzo, por ejemplo, que ya no se merecen tu espacio mental.

El cerebro es la leche, pero de vez en cuando es bueno pensar menos y vivir más.

# VIDA LABORAL: SECRETAMENTE ENAMORADA DE LA RUTINA

En los años setenta, la doctora Laura Owen, una reconocida estudiosa de la menstruación, vivía en un animado piso compartido en un pueblo de la campiña británica, a las afueras de Londres. Del techo abuhardillado de su dormitorio colgaban cientos de folios donde anotaba sistemáticamente, día a día, cómo se sentía física y mentalmente. Sin aplicaciones que la ayudaran ni plantillas que seguir. Owen puede haber sido una de las primeras mujeres de nuestros días que registraran su ciclo menstrual.

Cuando una década más tarde vivía en una cabaña junto al lago Tahoe en la costa oeste de Estados Unidos, podía planear cuándo hacer la compra y preparar la comida o cortar leña para quemar en la chimenea para no tener que usar sus fuerzas durante los tres a cinco días al mes en los que sabía que tenía que estar tranquila. Cuando menstruaba no trabajaba a pleno rendimiento ni daba clases sobre los cuidados menstruales o la historia de la regla. Cuando dejaba de menstruar, por el contrario, le volvía la motivación.[121]

Así que hacía planes para esos momentos del mes.

La semana anterior a la ovulación la dedica a las clases, a subirse al escenario, a hablar con el público y a conectar con la gente. Owen no daba por hecho que todos los meses fueran a ser iguales, pero había previsto que podría aguantar jornadas más largas e intensas a mitad del ciclo para después frenar un poco hacia el final.

Hoy en día, quienes trabajamos tenemos poco tiempo para recobrar el aliento. Cuando un mes termina, uno nuevo llama a la puerta con impaciencia. Es probable que un aluvión de plazos de entrega te aceche o se ilumine en el calendario. Puede que las tareas se estén acumulando en tu cabeza. ¿Cuándo vas a hacerlo todo?

«Una de las mejores cosas de conocer el propio ciclo es la posibilidad de hacer planes para que tu vida sea más sencilla», dice Lara Owen desde su mesa de teletrabajo en Shropshire, en la frontera con Gales. Actualmente, es investigadora honorífica sobre el estigma menstrual y la cultura laboral en la universidad más antigua de Escocia, la Universidad de St. Andrews.

Descansar sabiendo que en los días cercanos a la ovulación probablemente tendrás más energía, que casi podrías lanzar un dardo hacia el futuro y planificar tareas en un momento específico y saber que las podrás hacer es una sensación muy poderosa, dice la investigadora.

«Si sabemos que el motor estará en marcha dentro de una o dos semanas, vivir siendo mujer se vuelve más sencillo», dice Owen, que al principio de su carrera estudió Acupuntura y Medicina China tanto en Inglaterra como en China.

Se interesó por las muchas facetas del ciclo menstrual, su historia y su significado cultural. Desde entonces, también ha asesorado al Gobierno británico y a varias organizaciones internacionales para ayudarles a eliminar el estigma que rodea a la menstruación y cambiar la cultura laboral para que el ciclo se reconozca como un factor en la rutina de trabajo de las mujeres.

Cuando publicó el libro de autoayuda *Her Blood is Gold* en 1993, un libro muy personal, Laura Owen se convirtió en una especie de madrina del ciclo menstrual. En el libro, Owen identificaba y daba color a las distintas fases del ciclo que ella mismo había sentido, e ilustraba sus propias experiencias con conocimientos ancestrales sobre el cuerpo y las mujeres.[122] Dos años más tarde escribió el manuscrito de un nuevo libro sobre la ovulación y la fuerza positiva que trae consigo, pero ninguna editorial quiso publicárselo. En los años noventa, la sangre menstrual seguía siendo tabú y celebrar abiertamente la ovulación, la fertilidad y la sexualidad de las mujeres resultaba aún más aterrador.

Fue un parto difícil. Quince años después de la publicación de *Her Blood is Gold* las ventas comenzaron a aumentar. Actualmente, el libro se considera un clásico, sobre todo en movimientos feministas menos académicos y más contraculturales, cuyas teorías han recibido un mayor espacio en los medios de comunicación y la cultura de masas durante los últimos años. Entre otras cosas, ha inspirado a Alexandra Pope, la autora de uno de los libros más populares sobre el ciclo menstrual: *Wild Power*, de 2017 y su programa de mentorías para «un mejor estilo de vida menstrual», The Red School.

Leer los libros sobre el ciclo menstrual de, entre otras, Pope, pero también de Miranda July o de Maisie Hill (es probable que todas ellas hayan recibido ayuda de Lara Owen) nos da una perspectiva interesante sobre cómo puede variar la sensación de trabajar en las dos estaciones de la supersemana: «La primavera» y «el verano». Algunas de las características que se activan o se desactivan a lo largo del mes y que enumeran estas autoras no necesariamente se han comprobado científicamente. Sin embargo, son descubrimientos y experiencias reales de mujeres que existen. Y me siento reflejada.

Entre otras cosas, cuando escriben sobre la impaciencia que sentimos frente a la mesa de la oficina, en «primavera», alrededor del día 7. El cosquilleo de comenzar nuevos proyectos, de tener nuevas ideas, tal vez incluso de criticar a los compañeros por no estar tan alerta como nosotras.

Pero entonces puede producirse un giro inesperado.

En la supersemana, Nora, que trabaja en un pequeño despacho de abogados, se muestra más comprensiva cuando debate en lugar de «lanzar salvas, ya sea para asustar o para motivar al personal», según dice ella misma. Durante la ovulación, parece que nuestros deseos y metas tienen que ceder un poco. Gray, Hill y las demás creen que en esos momentos apoyamos y ayudamos mejor a los demás. Nos volvemos más pragmáticas y nos frustramos menos por la inercia que nos rodea.

Durante la supersemana también tenemos una mejor capacidad de análisis. Tenemos la suficiente confianza en nosotras mismas para enfrentarnos cara a cara a las situaciones y hacer algo al respecto. Al parecer. Y cuando llega el verano somos las mejores mentoras, sabemos guiar y enseñar, y nos convertimos en excelentes diplomáticas y pacificadoras. ¡La supersemana puede salvar el mundo, chicas!

En el capítulo anterior has aprendido que los estrógenos pueden tener un efecto directo en el cerebro. Que por ejemplo nos resulta más fácil interiorizar información nueva. Resulta que el hipocampo —la zona del cerebro que se ocupa, entre otras cosas, del aprendizaje y de la memoria— puede crecer cuando aumentan los estrógenos,[123] lo que significa que las mujeres, al igual que el suelo del bosque o el delta del río en abril, también podemos activarnos en «primavera».

Me dedico a escribir. A menudo me doy cuenta de que tecleo mejor y más deprisa en primavera. También escucho más música. No es que lo necesite, pero desde luego me distrae menos que en otoño.

Durante la supersemana trabajo hasta tarde con mayor facilidad sin que me afecte a la hora de conciliar el sueño y sin que influya en cómo me siento al día siguiente (la luz azul de la pantalla tampoco me molesta tanto como de costumbre). Durante la supersemana me despierto sola, mucho antes de que suene la alarma del móvil. Aun así, no me paso el día bostezando. Durante la primavera necesito seis horas de sueño y durante el otoño, diez. Esther, por su parte, que tiene hijos pequeños, nunca duerme lo suficiente.

## La importancia de una vida equilibrada

El truco para llevar una rutina sincronizada con el ciclo menstrual radica en comprender la importancia del equilibrio. Hacer yoga o salir a correr. Dar, pero también saber recibir. Dulce y salado. Fiestas combinadas con una vida tranquila. Ideas rápidas e ideas elaboradas. Los humanos necesitamos equilibro en todo, todo el rato. Lo que pasa es que muy a menudo el peso se desplaza hacia un lado y se libera de otro.

Demasiada gente siente que no tiene tiempo de descansar, de estar en silencio y de tener pensamientos complejos. Las profesoras, las académicas y las tecnólogas no tienen tiempo que perder. Las ginecólogas, las jefas de proyectos y las médicas de familia están muy ocupadas. Las camareras, las enfermeras y las artesanas van de allá para acá como locas. Las autónomas, las artistas, las empresarias tienen una vida muy dura. No existe casi ningún grupo profesional que no se sienta presionado por un enorme atasco de tráfico unidireccional que todos aceptamos y contribuimos a crear.

Las exigencias de productividad y la eficiencia impregnan la vida laboral y cotidiana en gran parte del mundo, pero a mí me gusta trabajar. Cuando puedo crear algo nuevo. Cuando puedo darme tareas claras, fechas de entrega razonables, cuando conozco mis prioridades y tengo una visión general de las cosas. Entonces puedo ser productiva y creativa.

Cuando tengo días así, mi trabajo me proporciona una valiosa dosis de dopamina, y no soy la única. Muchas personas disfrutamos de los días de diario, incluso de la rutina, a pesar de que ambas cosas se han ganado una mala reputación inmerecida. La rutina nos da calma y confianza.

Los problemas llegan cuando se espera que cumplamos siempre de la misma manera. Que la rutina fluctúa muchísimo ya lo hemos entendido. Quienes trabajamos, podemos estar animadas un día e inseguras al siguiente, pero cuando las cosas se ponen difíciles, es muy fácil hacer caso omiso a lo que nos intenta comunicar nuestro cuerpo. Con demasiada frecuencia dejamos que el corazón nos lata desbocado, que la cafetera cortocircuite, que nuestras relaciones se desmoronen y que nos quedemos mirando al techo con los ojos enrojecidos y abiertos de par en par mientras luchamos por conciliar el sueño.

Sin embargo, en un mundo lleno de objetivos que tenemos que alcanzar, es inevitable que la competencia, el progreso y el empuje sean cualidades que se valoren en gran parte de la vida laboral. Cualidades que están muy relacionadas con la primavera, la primera fase de la supersemana. Los científicos han demostrado que a las mujeres se nos da especialmente bien simultanear tareas y comprender información compleja los días anteriores a la ovulación.[124] Pero para que esta capacidad pueda surtir pleno efecto, tenemos que habernos cuidado bien durante el «otoño» del mes anterior.

Sí, todo está relacionado. La supersemana es el momento de cosechar los frutos de la energía que almacenaste y cultivaste durante la anterior fase lútea. Cuando, con suerte, te diste un baño, respiraste la brisa del mar, comiste cosas ricas y nutritivas e incluso tal vez meditaste un poco. Cuando llegue el día 7 podrás mandar emails a buen ritmo, concentrarte en asuntos complejos o tener esa conversación impredecible que has estado temiendo y posponiendo desde hace tiempo. Gracias a esta motivación extra, este es un buen momento para dar los toques finales a esa presentación, esa conferencia, ese texto, esa canción, o lo que sea que estés haciendo, o sencillamente para ayudar y apoyar a tus compañeros de trabajo.

La idea de usar tu ciclo para impulsar tu productividad y con ella tu carrera profesional es posible que apele más a las mujeres ambiciosas de clase media. Lara Owen dice que, cuando hablamos de «hackear» el ciclo menstrual (es decir, de optimizar nuestra propia biología) para tener éxito en el trabajo, debemos ser prudentes, ya que podríamos terminar creando una división indeseada entre quienes pueden permitirse gestionar su ciclo como «quieren o deben» y quienes no.

Lo que quiere decir Owens es que la ambición desmedida que promueve el capitalismo puede resultar contraproducente y generarnos más estrés, no menos. «No podemos crear dos grupos de personas: quienes llevan una vida cíclica y, por lo tanto, "están hechos" para ser líderes, y quienes no», afirma.

Permíteme que te lleve a hacer un breve viaje por la perspectiva feminista del ciclo menstrual. Las feministas de la década de los años sesenta, que nos abrieron el camino a todas al exigir que las mujeres también pudieran participar en la vida laboral y ganar su propio sueldo, hicieron una labor excelente. Por fin las mujeres recibirían el mismo trato que los hombres. Solo había un pequeño problema de color rojo. La visión de muchas feministas de este fenómeno corporal que distinguía los sexos de una forma tan evidente era que la menstruación y el ciclo menstrual «tenían que esconderse y solucionarse con tampones y con la píldora», dice Lara Owen.

En los años noventa se popularizó el posfeminismo, encarnado por Carrie Bradshaw, porque mucha gente pensaba que el feminismo ya no hacía ninguna falta. Al fin y al cabo, las mujeres teníamos relaciones de una noche y podíamos ser presidentas, jefas y médicas. También teníamos nuestro propio sueldo y el asunto de la regla estaba «solucionado». El trabajo estaba hecho, ¿no?

Pero la lucha no había terminado, claro.

Parte del feminismo occidental contemporáneo se centra en la lucha por la libertad de elección y soluciones alternativas, en lugar de ocultar o fingir que a las mujeres las hormonas nos afectan en mayor o menor medida. Ahora hablamos más de la regla. Y cuando se rompe el tabú, se abre un nuevo mercado. Cada vez más compradoras se muestran receptivas a adquirir nuevos productos y servicios que no sabían que necesitaban.

Productos promocionados por *influencers* en sus redes sociales, en boletines informativos de creadores de Femtech o en las grandes cadenas de supermercados. Lo que por suerte también ha sucedido: que tenemos una visión más libre, más liberal y menos acomplejada del ciclo menstrual.

## DÍAS GENIALES Y DÍAS HORRIBLES EN EL TRABAJO

Algunos días es como si las palabras que quiero transportar del cerebro hasta la boca se quedaran atascadas en algún punto de las «vías del tren» que pasan por el paladar. Con horror, siento que me ruedan por la lengua y caen como si fueran escombros. Al tocar el aire, suenan... banales. Floto unos centímetros por encima de mi propio cuerpo, bajo la mirada hacia mis labios y niego desesperada con la cabeza. Tengo el cerebro hecho papilla.

Me paro a mitad de las frases, no consigo reformularlas, las palabras se desvanecen. Las conversaciones me parecen pobres, infantiles, y todo es culpa mía. Mientras intento desesperadamente volver a encontrar el sentido a lo que quiero decirle a un compañero de trabajo, a un cliente, a un jefe o a alguien a quien voy a entrevistar, veo que mi contraparte pierde el interés. O eso me parece al menos, lo que me estresa todavía más. Y cuando intento disimular, desaparecen las palabras y al final pierdo el hilo por completo. Este fenómeno tiene lugar normalmente entre el día 24 y el 27, un par de días antes de la regla.

Durante la supersemana puedo decir una frase tras otra, sin puntos. No hay ni «eh» ni «ah» que valga. Tengo la entonación correcta en el lugar correcto y los tiempos tan medidos como un monologuista. Lo que quiero decir se muestra frente a mí como un estanque cristalino. Sé qué palabras usar segundos antes de pronunciarlas. ¿Estás familiarizada con los trabalenguas? En el capítulo anterior hablamos de cómo nuestras habilidades orales aumentan durante la ovulación. Pero ¿sabías que se reducen drásticamente durante la fase premenstrual?[125] En mi caso, este fenómeno me ha llevado a tener días brillantes y días horribles en el trabajo.

Recuerdo un día en un *loft* gigantesco del West Village en Manhattan mientras hablaba con un conocido diseñador de moda al que iba a entrevistar para una revista francesa. Le pregunté de todo, desde quién le había enviado el ramo de rosas blancas que tenía en la mesa de trabajo, hasta por qué tantos diseñadores de moda se limitan a asomar coquetamente la cabeza desde el fondo de la pasarela al final de los desfiles. Esta última pregunta hizo que el sujeto me mirara con los ojos gélidos y me dijera: «¿Por qué me haces unas preguntas tan estúpidas?».

Fue como si me metieran un témpano de hielo en la vagina. Esa sensación de frío se instaló en mi interior. Casi no soy capaz de seguir con la entrevista.

Otra vez, en un programa de radio en directo, tenía que presentar una canción del grupo de rock INXS y dediqué al menos cuarenta segundos (que en la radio es una eternidad) a hacer un torpe intento de pronunciar correctamente el nombre del grupo.

En otra ocasión lloré durante horas en una playa por haber hecho una pregunta desconsiderada a la familia de la víctima de un accidente que estaba cubriendo para un periódico sensacionalista noruego.

Pero otra vez —seguramente durante la supersemana— le robé un rato extra a Mads Mikkelsen en una entrevista hablando un danés macarrónico y fingiendo que también necesitaba tomarme un descanso para salir a fumar. De esa manera conseguí que se alejara del resto de los periodistas de la rueda de prensa y durante varios minutos pude mantener una charla con él en exclusiva detrás de un contenedor en un día glacial de invierno en el set de *Hannibal*, en Toronto (no lo recomiendo, por cierto. Nunca más me invitaron después de ese numerito).

En otra ocasión, aproveché el ímpetu y la flexibilidad para romper las reglas tan propios de la supersemana para «colarme» en la inauguración de la exclusiva feria de arte Art Basel Miami Beach. Me habían encargado entrevistar a una chica de Trøndelag para un periódico local y necesitaba fotos suyas tras la cinta roja de la entrada. Así que le pedí que posara en un rincón. Con miradas sutiles mientras la señalaba con la cabeza, conseguí convencer a los guardias de seguridad de que «esa de allí, la chica alta y rubia, es la hija mayor del... eh... el rey del salmón más rico de Noruega».

Tanto si, como yo, haces entrevistas como si a veces te las hacen a ti, tiene sentido que las conciertes durante la supersemana. Una mayor y mejorada capacidad de comunicación supone que, en la medida de lo posible, tiene sentido que programes las reuniones más importantes en la mitad del ciclo. Lo mismo sucede con otras situaciones que impliquen hablar desde un escenario con un micrófono delante.

Graba ese pódcast, devuelve esas llamadas que tienes pendientes, manda ese mensaje, llama al banco, al abogado, a Hacienda o a la oficina del paro. Habla, comparte, debate. Si no tienes interlocutor, lleva a la plaza pública de las redes sociales algo que te parezca importante o digno de reflexión. *Felt smart, might delete later.*

Como también escuchas con mayor atención durante la supersemana, puede que sea cuando más preparada te encuentres para exponerte a críticas constructivas. Por ese mismo motivo, tal vez ahora sea el momento de asistir a una conferencia, dar una charla, apuntarte a una actividad de *networking*. Puedes debatir y puedes escuchar, ambas cosas con gran poder de convicción. Si quieres mandar un mensaje en el que expreses preocupación, quejarte de tu jefe o decirle a un empleado que lo van a despedir, hazlo esa semana. Con una autoridad empática.

La supersemana puede llevarte a hacer muchas cosas. Pero también hay muchas cosas que tienes que cuidarte de no hacer de forma prematura. En la supersemana puedes sorprenderte pensando: «¿Debería ser presidenta de la comunidad de vecinos?». O animarte a ti misma y pensar: «¿Tengo que pagar trescientas mil coronas más de lo que pensaba? Seguro que todo irá bien». Puedes acabar confirmando tu asistencia a dieciocho fiestas en una semana y media. La supersemana no es el momento de adoptar un perro, pero sí que es el momento ideal para conseguir que otras personas te digan que sí a todo.

Hace unos años compré un piso para reformar en Barcelona. Como mi presupuesto de autónoma es ajustado, no tuve más remedio que ser rata y testaruda, y hacer gran parte del trabajo yo misma. En la única tienda de pintura Jotun de Barcelona me agaché y apilé bote tras bote de «Green Leaf» y «Dijon Pepper» (o como se llamen esos colores) en la vieja mochila de senderismo de mi madre. Pagué y dije «adiós». Pero no era capaz de ponerme la mochila. Los dos chicos de detrás del mostrador se me quedaron mirando mientras yo forcejeaba. Me preguntaron adónde iba. «A coger el autobús», respondí. Entonces me preguntaron por qué no tenía coche mi marido. Me quité la mochila. Me acerqué a ellos despacio, flexioné el bíceps y susurré «vikinga soltera». Después les obligué a chocar los cinco y les pregunté si tenían descuentos para mujeres como yo. Se miraron el uno al otro y me registraron como trabajadora. Conseguí un cuarenta por ciento en pintura para el resto de mi vida.

No sé si fue una cuestión de jovialidad cultural o si es que estaba a punto de ovular, pero el caso es que el incidente me llevó a poner en práctica esa misma táctica en Noruega, donde nunca se regatea. Era Navidad y el ambiente del centro comercial era alegre y distendido. Crucé la puerta giratoria con una sonrisa pícara, como si ya me hubieran hecho un descuento. El vendedor con su uniforme verde y un gorrito de Papá Noel me miró raro cuando le pregunté por el precio real de la tostadora que tenía en las manos.

Puede que le guiñara un ojo.

El chaval se puso rojo, pero yo dejé brotar mis ideas con esa creatividad que tenemos más a mano durante la supersemana. Al final le dije algo que le llevó a hacerme un descuento de nueve coronas y media. Y nos reímos los dos. No fue mucho, pero ¡funcionó! Si tienes que regatear, hazlo durante la supersemana.

Y esto también sirve para pedir un aumento de sueldo, claro.

Las mujeres tomamos decisiones económicas de una forma un poco distinta según el momento del mes en el que nos encontremos. Cuando más cerca estemos de la ovulación, más probable será que tomemos decisiones arriesgadas. O, como decían en un estudio británico-estadounidense de 2016: durante la ovulación, somos «más propensas a elegir opciones arriesgadas que podrían resultar en pérdidas económicas».[126] Pero un posible riesgo también es una ganancia potencial. Así que míralo por el lado positivo y permítete ser ambiciosa durante la supersemana. Es el momento.

Un gran proyecto de investigación de la Universidad de Princeton en 2022 en Estados Unidos demostró que mujeres de catorce países distintos buscan inconscientemente un mayor estatus a través de un aumento de autoestima durante los días previos a la ovulación. No lo logran con amenazas, sembrando el terror ni con un comportamiento dominante, sino buscando prestigio. ¿Y cómo lo hacen? Maximizando su capital social para que las admiren y así poder obtener el impacto que buscan.

Por lo tanto, en la primera parte de la supersemana, del día 7 al 10, es posible que tengas tanta confianza en ti misma que te veas capaz de abrir la puerta del despacho de tu jefe y, sin retirar la mirada, enumerar las razones exactas por las que debería darte un aumento, y luego casi exigir una respuesta positiva. Hay algo que nos impulsa a mantenernos firmes en situaciones incómodas en lugar de huir o derrumbarnos. Somos capaces de lidiar con gente condescendiente, con los iracundos, con los borrachos, con los idiotas, con los indulgentes y con los mentirosos. Los toleramos mejor.

En la segunda parte de la supersemana, del día 11 al 14, puede sobrevenirnos una paciencia que al principio no apreciamos. En ese momento podemos manipular a la gente de la forma más conmovedora que puedas imaginar. Un poco como lo haría una madre insistente. Puedes hacer creer a tu jefe que lo de hablar de tu sueldo fue idea suya. Con mayor empatía, también podemos llegar a acuerdos más sencillos.

La ovulación y la supersemana pueden, por el bien de tu bolsillo, usarse para el desarrollo profesional, para obtener un mayor prestigio y avanzar en materia económica, lo que se concreta, por ejemplo, en la negociación y los aumentos salariales.[127]

Pero no te desesperes si te sigue resultando imposible organizarte durante la supersemana. Que muchas mujeres puedan sentirse un poco más súper que de costumbre durante una de las cuatro semanas del ciclo no quiere decir que las tres semanas restantes estén todo lo contrario a súper. Las mujeres podemos hacer cualquier cosa en cualquier momento. Pero ¿tenemos que esperar ser capaces de hacerlo? Esa es otra cuestión.

Aun así, que la ovulación parezca darnos un empujón natural extra es interesante y, por lo tanto, resulta tentador preguntarse si podemos hacer algo para garantizar que ocurra. Los mejores consejos son tan fáciles de dar como un beso, pero seguirlos puede ser más duro que el hormigón.

No. Te. Mueras. De. Estrés.

## LA BÚSQUEDA DE LA FLEXIBILIDAD

A los hombres se les da mejor relajarse. A las mujeres se nos da mejor no morirnos. Puede que siempre haya sido así. La evolución predispone a las mujeres a mostrarse alerta para garantizar que tanto ellas como su descendencia se encuentren en las mejores condiciones posibles para sobrevivir y reproducirse. Sin embargo, tener un sistema que nos mantenga permanente alerta por si tenemos que enfrentarnos a una amenaza o huir de ella resulta agotador. Por algún motivo, actualmente las mujeres están el doble de estresadas que los hombres.[128] Tenemos el doble de riesgo de desarrollar trastornos de ansiedad, algo que se demostró en una revisión global y sistemática del tema en 2016.

Es un tópico, pero tu cuerpo siempre ha sabido lo que necesitas.

Siempre ha habido una boquita en cada uno de tus párpados. Tenemos una boca en la planta de los pies, en la espalda, y donde se unen el cráneo y la mandíbula. La vagina también es una especie de boca. Esas bocas no paran de hablar, pero a menudo hacemos oídos sordos. Nos piden que frenemos un poco, pero no les hacemos caso.

Un exceso de estrés en la vida cotidiana, como el que muchas mujeres experimentan actualmente, puede, en el peor de los casos, ponernos en riesgo de tener una menopausia precoz a los treinta.[129] Un estudio nepalí llevado cabo en 2022 demostró que la manera en la que las mujeres lidiamos con el estrés influye en la rapidez con la que empezamos a sentir los síntomas que nos llevan a la perimenopausia. Si logramos descifrar nuestro lenguaje corporal mudo, si entendemos que esas boquitas intentan decirnos algo, podemos llegar a entender en qué días o minutos del ciclo deberíamos relajarnos un poco más y así poder relajarnos a tiempo, antes de que sea demasiado tarde. Pero es dificilísimo, claro.

¿Puede que las mujeres tuvieran una vida más silenciosa antes y pudieran oír más claramente lo que les decían las voces?

La doctora Lara Owen dice que hace dos siglos las mujeres sangraban mucho menos que nosotras, porque comían menos proteínas y se quedaban embarazadas y daban el pecho con una frecuencia unas diez veces mayor. Además, vivían más apegadas a la naturaleza. Las mujeres de algunos pueblos indígenas se reunían mientras menstruaban en lo que se conoce como cabañas y chozas menstruales, no por vergüenza, como creían algunos antropólogos sociales con referencias sesgadas, sino, según Owen, para estar tranquilas y descansar de su familia durante un par de días, entre otras cosas.

Aunque tendemos a romantizar el pasado, hay muy pocas pruebas concretas sobre cómo gestionaban las mujeres de hace siglos el ciclo menstrual. Lo que sí parece seguro es que durante miles de años nuestros ritmos circadianos se han guiado por el clima y por la luna y el sol. Antes de la industrialización y antes de las bombillas, la luna llena decidía cuándo se hacía qué por las noches. Algunas tardes eran más seguras y más luminosas que otras. Con la luna llena era más fácil moverse por la noche, cuenta Lara Owen, pero cuando no había luna, la gente se quedaba en casa.

Las actividades sociales como la caza y la recolección de bayas se reservaban para las noches de luna llena. En la Edad Media, especialmente en el hemisferio norte, donde la oscuridad de la noche dura más tiempo en invierno, los seres humanos se iban a dormir al atardecer. Dormían unas cuatro horas y después se levantaban y estaban despiertos un par de horas por la noche. Entonces se dedicaban a gestionar las situaciones sociales para las que normalmente no se tiene tiempo. Tareas que no precisaban más luz que la de las velas. Luego puede que se prepararan algo de comer y tuvieran conversaciones sosegadas. Y tenían más energía para el sexo y la intimidad. Después se volvían a acostar y dormían otras cuatro horas hasta el amanecer.

No se trabajaba de nueve a cinco. Se trabajaba más cuando no granizaba, cuando no hacía un frío horroroso. Cuando el viento no dolía como si te estuvieran disparando. Y cuando los cultivos estaban listos para la cosecha, se trabajaba durante quince horas al día. En invierno, se resguardaban un poco más. Después llegaron la electricidad, las fábricas y las oficinas.

Ponte el abrigo. Súbete al tranvía. El granizo no es ningún impedimento. Las lámparas están encendidas. Y aparecen los calendarios, los relojes y los horarios inamovibles. Varias generaciones fueron marionetas al compás de los golpes y estruendos de las fábricas. Hoy en día mucha gente sigue el ritmo de nuestro nuevo «director del calendario»: el ordenador portátil.

Siempre conectado, porque las fábricas del presente nos caben en la mochila.

Después de la pandemia del coronavirus, se normalizó la idea de plantear una vida laboral más flexible. Los responsables de algunas empresas se dieron cuenta de que la gente también cumple con sus obligaciones desde otro continente y desde un barco de vela, una cabaña en el bosque o la mesa de la cocina. La gente tiende a mostrarse menos apática y más dispuesta cuando tiene cierto control sobre sus horarios de trabajo. Hay estudios que han demostrado que la situación de teletrabajo obligatorio fue beneficiosa para mujeres de todo el mundo, sobre todo para aquellas que no tenían niños pequeños en casa, como yo.[130] Esther, por su parte, casi se vuelve loca con toda su familia trabajando y estudiando en casa.

En 2022, la encuesta anual de Deloitte dirigida a mujeres trabajadoras también mostró que cada vez más mujeres sienten que deben estar siempre disponibles. La presión laboral de las mujeres aumentó durante la pandemia. El teletrabajo hizo que más mujeres sintieran que se estaban perdiendo reuniones importantes o que no se las tenía en cuenta para posibles ascensos. Un cuarenta y seis por ciento de las mujeres declararon sentirse agotadas.[131]

Ahora las empresas han empezado a pedirle a la gente que vuelva a la oficina. Sin embargo, muchos empleados, después de probar la flexibilidad, la posibilidad de decidir por uno mismo desde dónde trabajar, quieren aferrarse a ella. De hecho, precisamente la falta de flexibilidad con respecto a 1) dónde y 2) cuándo tenemos que trabajar es la causa principal de la insatisfacción de las mujeres con su puesto de trabajo, como demuestra la misma encuesta global llevada a cabo en 2023. El número de mujeres agotadas en todo el mundo ha disminuido ligeramente, pero sigue siendo alarmantemente alto. ¿Será porque no trabajamos igual unos días que otros? ¿Algo que quizá y solo quizá les resulte más natural a los hombres?

## ¿Y SI LLEVÁRAMOS LAS RIENDAS DE NUESTRA MONTAÑA RUSA HORMONAL?

Si decimos la palabra «testosterona» habrá gente que se derrita y gente que se ponga a la defensiva. Es probable que asocies esa palabra con los hombres, pero las mujeres también tenemos testosterona, en los ovarios.[132] Y los hombres tienen estrógenos en los testículos, lo que los ayuda a producir esperma.[133]

Está claro que la madre tierra tiene sentido del humor.

De todas formas, la testosterona regula tanto el estado de ánimo y el deseo sexual de las mujeres como los de los hombres, pero los hombres tienen diez veces más.[134] Nosotras experimentamos un pequeño aumento de la testosterona justo antes de la ovulación. Ellos obtienen su dosis regular y gratuita todas las mañanas.

Los hombres también tienen ciclos.

Tanto los hombres como las mujeres seguimos un ritmo de veinticuatro horas. Todos los seres humanos siguen su reloj circadiano interno (que viene de *circa* y de *dies*, que significa «alrededor del día»). Este reloj lo regula todo, desde cuándo tenemos que ir al baño hasta cuándo se nos cierran los párpados. Pero luego estamos las mujeres, que nunca nos sentimos satisfechas y necesitamos otro reloj. Dentro de nosotras también hay un reloj que regula los acontecimientos repetidos que duran más de un día pero menos de un año:[135] el reloj de veintiocho días.

Las mujeres intentamos adaptarnos continuamente a los distintos cambios de nuestro cuerpo. Un flujo y reflujo interno que no percibimos con claridad, cambios que nos sorprenden constantemente.

Los hombres pueden tener un ritmo hormonal un poco más regular, y por lo tanto pueden llevar una vida más lineal.

Los niveles de testosterona de los hombres suben y bajan de forma predecible a lo largo del día.[136] Alcanzan su punto álgido entre las seis y las siete de la mañana (al menos en lo que respecta a los hombres sanos menores de cuarenta y cinco años) y llegan a su nivel más bajo alrededor de las siete de la tarde. Los experimentos con animales han demostrado que existe una clara relación entre la agresividad y la testosterona,[137] lo cual no ocurre necesariamente en humanos. Por otro lado, unos niveles más altos de testosterona incrementan nuestro instinto de competitividad[138] y nos hacen más propensos a asumir riesgos,[139] aunque esto no se ha estudiado en profundidad ni en hombres ni en mujeres.

Sin embargo, cuando la «regla no escrita» es que todas las personas «deberían» levantarse a las siete de la mañana los días de diario durante lo que podríamos considerar la «primavera» masculina, cabe preguntarse si algunas partes de nuestra vida laboral siguen el curso de la testosterona.

Lo más importante, creo, es que, en lugar de fingir que todo el mundo funciona igual, deberíamos hacernos cargo de nuestras hormonas cambiantes. Reconocerlas, ostentarlas, incluso. En cualquier caso, no pedir perdón por ellas. Las mujeres no somos tan lineales como los hombres, a pesar de que intentemos disimularlo, por miedo a que no nos tengan en cuenta en la vida laboral.

Así que toma aire. Profundamente. Hazlo. E imagínate una nueva rutina.

Imaginémonos que fuera posible adaptar la jornada laboral a nuestro estado de ánimo y la energía de la que dispongamos. Trabajar de una manera cuando te apetezca un té y estar en silencio, y de otra cuando tengas ganas de acción. Si te apetece y, sobre todo, si tienes un trabajo que te lo permita, claro. Si eres piloto, conductora de autobús o profesora, podrías meterte en un lío si no apareces cuando el bus o el avión tengan que salir o cuando los niños estén a la puerta del colegio. Pero para quienes sí podemos, un trabajo más flexible tiene que ser más sano para el cuerpo y la mente, que están diseñados para dar un mayor peso a características específicas en momentos específicos del mes. Dormir más por las mañanas si lo necesitamos, por ejemplo, durante los días previos a la regla, a pesar de que, en realidad, tuviéramos que estar en la oficina.

Otra posibilidad es alternar las tareas que requieran una mayor extroversión y las más introspectivas entre distintas compañeras, teniendo en cuenta en qué parte del ciclo está cada una. ¿Trabajas en el sector hotelero, en turismo, en un restaurante, en una tienda, de azafata o en atención al cliente, donde siempre se espera que seas amable y atenta con otras personas? Entonces tal vez puedas encargarte del papeleo, hacer un curso o dedicarte a las tareas de la trastienda durante el «otoño» del ciclo y pedir a las compañeras que se encuentren en la supersemana, ese momento tan sociable, que se encarguen de las tareas de cara al público.

¿Trabajas en *marketing* o en comunicación, de consultora, gestora de proyectos o abogada y se espera que te encargues de varias tareas al mismo tiempo, que respondas con rapidez, que hagas llamadas, que escribas rápido y que te actualices constantemente? Si es así, durante el otoño, podrías concentrarte en tareas relacionadas con desarrollar conceptos, mantenerte al día o pensar estrategias para el año siguiente. El trabajo más urgente puedes dejárselo a las compañeras que estén en la supersemana o cerca de ella, que podrán dedicarse a tareas más sencillas y amables cuando llegue tu turno.

A pesar de que existen (unos pocos) ejemplos de empresas que ya se organizan de esta manera o a las que les gustaría hacerlo, este tipo de alternancia es bastante difícil de llevar a cabo. Aun así, mi amiga Nora cree que la estrategia tiene sentido, porque durante la supersemana no espera cuatro segundos más para ver si tiene fuerzas para atender esa llamada, como hace en otoño.

Durante la supersemana toma notas «con una mano y orquesta con la otra» y le habría gustado ver a sus compañeros coger la batuta, al menos a ratos, cuando ella flaqueaba. Pero es difícil, claro, ya que hay que tener en cuenta distintas áreas de responsabilidad, plazos y rutinas.

Lo que sí puedes controlar por ti misma, y llegado el momento optimizar de la mejor manera posible, son tus propias tareas.

Que planifiques todo lo que se pueda planificar y lo dejes para el momento correcto del ciclo. En el día o la estación que más se ajuste a ti. Si necesitas más concentración, más energía, más perspectiva o más alegría para llevar a cabo distintas tareas, prográmalas para el momento «adecuado» del mes. A medida que hagas un seguimiento de tu ciclo, irás notando cuándo gestionas mejor ciertas tareas, y a cuáles das más importancia.

Las suecas Hannah Widell y Amanda Schulman, dos hermanas que trabajan en el mundo del pódcast, pensaron, por ejemplo, que era una idea excelente hacer una tabla de Excel en la que las trabajadoras anotaran voluntariamente su ciclo, como declararon al *Aftonbladet* en 2018.[140] Las dos fundadoras de la productora sueca Perfect Day Media pensaron que sería una ventaja que toda la oficina estuviera al tanto del momento del ciclo en el que se encontraban las demás mujeres, para poder distribuir estratégicamente las tareas según quién estuviera en las mejores condiciones de hacer según qué cosas.

Las empleadas pensaron que era una idea liberadora. Incluso los pocos hombres que trabajaban en la productora querían descargarse aplicaciones para seguir el ciclo de sus compañeras, dijeron las hermanas.

En el FLO Living Center de Nueva York, toda la oficina se rige por los ciclos menstruales de las empleadas. Las mujeres de la empresa creadora de la app de seguimiento del ciclo menstrual Flo varían sus tareas según la semana. Así, podría decirse que la empresa tiene su propio ciclo. Las empleadas llevan el seguimiento de su ciclo menstrual y se encargan de integrarlo de la mejor manera posible en la sucesión de tareas de la empresa.

En su libro *WomanCode*, la fundadora y directora ejecutiva de la aplicación Alisa Vitti dice que la primera semana de cada mes se dedica prácticamente a debatir nuevos proyectos, aprovechando la inspiración que nos brinda nuestra primavera interior.[141] Durante la segunda semana, algunas partes del equipo se ocupan de colaborar y de generar ideas, como tan bien nos permite nuestro verano interior. La tercera semana, gracias a la inspiración del otoño, se dedica a revisar y evaluar el funcionamiento de los sistemas, los informes y la atención al cliente. Y por fin, durante la última semana, la del invierno, las trabajadoras que se encuentran en esa estación interna revisan el mes anterior y se preparan para el siguiente.

Trabajar de esta manera, escribe Alisa Vitti, hace que las trabajadoras estén en primera línea, no a la zaga. Que lleven a cabo sus tareas y puedan aprovechar su creatividad sin sentirse abrumadas. Pero, si no quieres, tus compañeros de trabajo no tienen por qué saber en qué momento del ciclo te encuentras, dice Vitti. Puede ser un asunto discreto, interno.

Tú sabes mejor que nadie lo que tienes que hacer y cuándo tienes que hacerlo. En lo que todas podemos mejorar es en transmitir con mayor sinceridad nuestras necesidades y lo qué requerimos de un puesto de trabajo. Aunque es muchísimo más fácil decirlo que hacerlo.

## LA BAJA MENSTRUAL: UN JALEO INFERNAL

Desde que me fijo en las variaciones del ciclo menstrual, ha pasado algo en el trabajo. Los días antes la regla me permito bajar un poco el ritmo. Duermo media hora más, como mínimo. Prefiero teletrabajar, ya que tengo la suerte de poder hacerlo.

Tengo que reconocer que me fascina la idea del nuevo y moderno concepto del *quiet quitting* y —¿cómo se llama?— el *lazy girl job*. Es decir, volverse lenta y convertirse en un contrapeso a las expectativas extremas de la vida profesional. Hacer lo que hay que hacer, cobrar y sentirse satisfecha sin necesidad de superar siempre las expectativas, implicarse en ambiciones contraproducentes con los compañeros ni trabajar horas extras no remuneradas. La cosa no consiste en ser vaga, sino en encontrar un equilibrio saludable entre la vida laboral y la vida privada.

Un estudio de 2019 en el que participaron más de treinta y dos mil mujeres en los Países Bajos demostró que el ochenta y uno por ciento tenía molestias durante la menstruación y eso las descentraba tanto que afectaba a su desempeño tanto en la vida profesional como en los estudios.[142] Esta estadística probablemente encaje también en varios otros países. Pero ¿lo decimos abiertamente? ¿Le pedimos a nuestro jefe que sea comprensivo? Casi nunca. La idea de hacer lo que nos dicen está profundamente arraigada en muchas de nosotras. Que no nos llamen la atención. Que no nos excluyan. Que no nos despidan. No molestar.

Mujeres que por lo demás somos libres e independientes podemos sentir que nos adaptamos demasiado. Que somos demasiado estrictas con nosotras mismas al fiarnos lo que dicta la sociedad sobre no ser un estorbo. ¿Cómo podemos ser más firmes? En *Her Blood is Gold*, Lara Owen dice que no tampoco tenemos que mirar a nadie por encima del hombro, como estereotípicamente pensamos que harían los hombres, sino utilizar nuestra intensidad y positividad para poner límites. Ensayar para, llegado el momento, poder expresar nuestra opinión con claridad y crear un estilo de vida que nos funcione. Sin disculparnos. Sin tener que adaptarnos sin parar. El mundo necesita nuestra fuerza interior (y nuestra fuerza de trabajo).

Cualquier ser vivo sano tiene que tomarse descansos de vez en cuando.

En Asia han entendido algo importante: Ya en 1947, la Ley de Salud y Seguridad Laboral de Japón establecía que si una mujer solicitaba una baja por molestias relacionadas con la menstruación, había que concedérsela.[143] En 2002, hace más de veinte años, las trabajadoras taiwanesas obtuvieron el derecho a solicitar tres días de baja menstrual. Al año, cabe destacar.

Si una empleada experimenta tanto dolor o malestar físico o mental derivado del ciclo menstrual que le resulta casi imposible desarrollar su trabajo con normalidad, no tiene por qué sufrirlo en silencio. Esa es la idea. Sin embargo, según un estudio taiwanés de 2011, casi ninguna mujer de Taiwán ha hecho uso de ese derecho, por muchas molestias que sufra.

A las mujeres les resultaba difícil entender las normas para solicitar la baja. Quienes aun así conseguían hacerlo rara vez recibían respuesta. Y para que se les concediera la baja, era necesario presentar un certificado médico, lo que complicaba aún más las cosas. Además, tampoco tenían claro que otros compañeros fueran a estar dispuestos a asumir sus tareas en el trabajo para que su ausencia no paralizara la empresa (como suele pensar Nora cuando está «demasiado tiempo» fuera).[144] Las mujeres taiwanesas tenían miedo de perder su estatus y, en el peor de los casos, el trabajo. Además, temían que se las percibiera como peores trabajadoras que sus compañeros.

Conclusión: la baja funcionaba en teoría, pero no en la práctica. ¿Y si el objetivo principal de esa muestra de desarrollo progresista fuera mejorar la dudosa imagen de la vida laboral?

En 2020, las mujeres de Vietnam recibieron tres días de baja menstrual al mes.[145] En Zambia disponen de un día libre al mes sin tener que dar ninguna explicación ni presentar un justificante médico.[146] Lo llaman «día de la madre», a pesar de que la ley afecta a todas las mujeres. El objetivo es que las mujeres puedan tomarse el día libre si, por ejemplo, tienen dolores menstruales, pero si te ven «por ahí, en la peluquería o de compras» te pueden despedir, según dijo la ministra de trabajo a la BBC en 2017.[147]

Tal vez estés pensando: madre mía, ¿así que la mitad de las personas con las que trabajo va a empezar a faltar sin más, manteniendo su sueldo? ¿Un sueldo pagado con mis impuestos? ¿O eres jefa de una empresa y crees que es poco probable que una ley de este tipo sea especialmente beneficiosa para el proceso de trabajo? En realidad, no es utópico que una empresa u organización se vuelva más eficiente, no menos, aunque alguien se ausente un día de vez en cuando. El ambiente puede mejorar, incluso, según un artículo sobre una pequeña empresa estadounidense de Femtech.[148] Las empleadas de Stardust, una aplicación de seguimiento del ciclo menstrual, disponen de dos días pagados de permiso al mes por problemas relacionados con la regla. Además, todo el mundo puede faltar o el lunes o el viernes sin necesidad de tener un motivo que lo justifique. Lola, una de las empleadas, dice que saber que existe la opción de seguir las necesidades de su ciclo menstrual la ayuda a estar más relajada.

En 2023, en una entrevista en la revista *Inc.*, la directora ejecutiva, Rachel Moranis, declaró que nunca le ha convencido la idea de «meter el turbo» en el lugar de trabajo. Si las empleadas pueden cargar pilas y desconectar durante un par de días cuando tienen la regla, pueden ser «más productivas cuando estén ovulando», una estrategia que, según Moranis, que ha ayudado a crecer a la empresa.

La baja menstrual no es común en Estados Unidos, En Asia y en partes de África, como ya hemos visto, está más extendida, pero no es tan sencillo llevarla a la práctica. En Europa, España fue el primer país en conceder una baja menstrual remunerada de hasta tres días al mes en 2023. La ley se aplica a todas las mujeres españolas que sufren de síndrome premenstrual, trastorno disfórico premenstrual o endometriosis. Si tienes un certificado médico, puedes quedarte tumbada y recibir una compensación del Estado.[149]

Varios países están estudiando esta idea, no exenta de polémica. Algunos piensan que «la regla» solo perpetuará el estigma y reforzará la idea de que contratar mujeres es una desventaja.[150] «¿Piensas quedarte embarazada?», suelen querer preguntarnos en las entrevistas de trabajo. Y ahora también nos preguntarán: «¿Cómo llevas el dolor de la regla?».

La medida ha despertado envidias, resentimiento, vergüenza e ira. Hablar de las mujeres o reconocerlas como seres cíclicos genera un barullo de emociones entre hombres y mujeres por igual. Hace un par de años se montó un jaleo infernal en Suecia cuando una comisión de igualdad designada por el gobierno dedicó más de medio millón de coronas suecas a un programa piloto para desarrollar «bajas menstruales» a las que pudieran acogerse todas las trabajadoras del país.[151] La idea de la organización Mensen era que los empleados y los jefes de todo el país se formaran en el funcionamiento del ciclo. Y mediante la aplicación de la baja, documentarían que estaban al frente de una empresa que estaba concienciada con el ciclo menstrual, algo así como un certificado ambiental. También se sugirió que tuvieran compresas y tampones tan a mano como los rollos de papel higiénico, disponer de una sala de descanso y que se ofreciera la posibilidad de trabajar desde casa si el dolor menstrual era demasiado intenso.

Sin embargo, la opinión pública sueca se reía de la idea de establecer una baja menstrual.

Un político lo llama «feminismo blanco de clase alta».[152] Una comentarista insinuó que «obligar» a las empleadas a asistir a charlas sobre la regla podrían ser una técnica de control. Troles anónimos imaginaron un futuro en el que las mujeres prácticamente exigirían menstruar en el suelo de la oficina. Y una redactora de un periódico sueco opinó que a las autoridades «debería caérseles la cara de vergüenza por gastarse el dinero en informar sobre la regla».[153]

Esto fue en 2018. Cinco años más tarde, la organización volvió a recibir dinero público sueco. Esta vez se había duplicado la suma: más de un millón de coronas para un nuevo proyecto nacional sobre la regla. A partir de una investigación sobre los efectos del ciclo en el rendimiento laboral, se desarrollaría material de formación gratuito y se ofrecería a gerentes, departamentos de recursos humanos y sindicatos.

¿La reacción de la opinión pública? Ni pío.

Algo ha pasado con el *zeitgeist*. La gente presta más atención y está más concienciada sobre el ciclo menstrual. Tanto es así, que en 2023 el Gobierno británico recibió un documento de cuarenta páginas de The British Standards Institution (BSI) con varias sugerencias concretas para mejorar la vida laboral de las mujeres, que no es del todo equitativa.[154] En él se habla de horarios y tareas flexibles, espacios dedicados al silencio y al descanso, tampones y compresas en los baños, mejor calidad del aire y temperatura regulable. La BSI propone también que se preste más atención al hecho de que las personas somos distintas y precisamos de distintas formas de trabajar.

Varios de los consejos que tienen como objetivo mejorar la vida diaria de las mujeres en Inglaterra provienen de la doctora Lara Owen, que tiene un doctorado en el ciclo menstrual. En Australia estudió el ciclo menstrual desde una perspectiva socioeconómica y en Inglaterra desarrolló un trabajo de campo sobre cómo pueden adaptarse las oficinas a los ciclos menstruales de sus trabajadoras. Owen cuenta que, en 2025, las oficinas del resto del mundo también van a tener acceso a «guías del ciclo menstrual» para la que las Organización Internacional de Normalización ya ha tomado como punto de partida el modelo británico.[155]

Esperemos que los jefes y compañeros del futuro, los niños de hoy, aborden con naturalidad el impacto del ciclo en la vida laboral. Pero el trabajo para llegar hasta allí acaba de empezar y a veces puede estar muy polarizado. En Estados Unidos, por ejemplo, hay un tira y afloja político e ideológico sobre el acceso al conocimiento sobre el ciclo menstrual.

En muchos lugares de Estados Unidos a los chicos aún se les pide que salgan de clase cuando se habla de la regla en clase. Si es que su centro educativo trata el tema siquiera. Que se «proteja» (y se haya protegido) a los chicos de aprender sobre el cuerpo de las mujeres puede ser una de las razones por las que se añade un impuesto adicional a artículos como los tampones.

En Estados Unidos, para que un artículo no tenga un impuesto extra tiene que percibirse como un «producto de primera necesidad», como el papel higiénico. ¿Por qué hay veintiún estados en los que los tampones no se perciben así?[156] Porque los políticos que redactaron y aprobaron la ley, en su mayoría hombres, creían que cuando las mujeres tenemos la regla no tenemos más que retener la sangre, como hacemos con la orina, hasta que vayamos al baño.[157]

Lo sé, alucinante. Cuando fui a pasear y escuché a Lina Lyte Plioplyte, la creadora de un nuevo documental sobre romper el tabú de la menstruación en Estados Unidos, decir esto en una entrevista en un pódcast de 2023, me frené en seco en medio de la calle.

A pesar de que varios estados están valorando quitar los impuestos a los tampones, se ha aprobado una propuesta de ley para reducir el acceso a la información sobre el ciclo menstrual de los alumnos de primaria en Florida.[158] Algunos niños tendrán aún menos conocimiento, otros más, según dónde crezcan. Porque más al norte, en 2023 se añadió una nueva asignatura obligatoria al plan de estudios a partir de cuarto de primaria:[159] en Washington D. C., los niños y adolescentes se aprenderán en profundidad las cuatro fases del ciclo y su seguimiento. La menstruación y el estigma menstrual también están en el plan de estudios. Es un modelo que más escuelas deberían copiar, pero otra vez son las molestias que puede ocasionar la regla las que acaparan toda la atención. La ovulación y sus efectos positivos no se mencionan en el plan de estudios.

La doctora Owen afirma que uno de los motivos por los que se ha comentado tan poco e incluso se ha pasado por alto el poder del ciclo es la llegada de la píldora anticonceptiva a principios de la década de 1960, casi al mismo tiempo que las feministas de segunda ola se incorporaban al mercado laboral. Cuando los métodos de prevención hormonal empezaron a apilarse en las estanterías de las farmacias se estableció una especie de consenso sobre que ni la regla ni la hormonación eran importantes. Que se podían desechar y eliminar.

Una pastillita y a trabajar. Millones de mujeres estaban

agradecidas por poder librarse de gestar y parir nueve hijos. No es de extrañar que muchas aún aprecien esta liberadora invención médica. Pero lo que ahora sabemos es que la mayoría de los métodos de prevención hormonal detienen la ovulación y con ella la producción de progesterona. En otras palabras: desactivan la lubricación que nos ayuda a mantener una estructura ósea fuerte y un corazón sano, entre otras cosas.[160]

Nuevos estudios han conseguido que muchas atletas y deportistas se tomen en serio la regla y la ovulación, empezando a reconocer todo lo que las mujeres se pierden cuando el ciclo menstrual se estanca.

# EL DEPORTE: EL PUNTO FUERTE DE LA SUPERSEMANA

Mi vientre nunca estará plano del todo, tengo las uñas cortas y finas y el queso, que me encanta, se queda para siempre en mis muslos. El tomate me dispara la dermatitis atópica, tengo la vejiga hiperactiva y manchas solares en la frente.

Aun así, mi cuerpo no está tan mal. Tengo que vivir con lo que me dieron cuando no me dieron lo que se suponía que me tenían que dar, como decía mi abuelo. A pesar de todo, he heredado los tobillos fuertes de mi padre, la cintura de mi madre, tengo un buen culo y unas tetas pequeñas que me permiten saltar en las camas elásticas sin miedo a que reboten y me den en el ojo. Lo que no soporto es sentirme débil o aletargada. Y mucho menos que me falte la energía. Me da energía gastar energía. Moverme me hace sentir más viva. Hasta el cerebro, tan maleable y cambiante, rejuvenece y se vuelve más eficiente si salgo a dar un paseo un par de veces por semana, y así lo demuestran varios estudios.[161] Para mí, el ejercicio y el movimiento son importantes tanto por la sensación que me dejan en el cuerpo como por estética.

Cuando trabajaba de reportera en una emisora de radio local de Trondheim en 2003, hacía turnos. Una semana me levantaba a las cuatro y media y a la siguiente dormía toda la mañana. Todo el tiempo que pasaba despierta lo dedicaba al trabajo y me apunté al gimnasio. No tenía tiempo ni de hacer la comida. En la cafetería del trabajo se podía elegir entre unos trozos gruesos de *pizza* o unas hamburguesas blandurrias. Engordé doce kilos en once meses, estaba débil y desmejorada. Así que lo dejé. Me fui seis meses a Sídney y empecé a salir a correr por Bondi Beach cada dos días.

Cambié el kétchup y los espaguetis por tiburón, la proteína más magra y asequible del pasillo de los productos frescos. Adelgacé, pero no me hice más fuerte. Además de salir a correr, debería haberme centrado en el entrenamiento de fuerza en días muy específicos del ciclo. Al mismo tiempo, podría haberme permitido reducir el ritmo de vez en cuando, sin preocuparme de que un descanso obstaculizara mi objetivo de volver a estar sana y en forma.

«El momento adecuado lo es todo», dicen. Los cirujanos, maestros de ceremonias y directores de orquesta lo firmarían. Esta frase puede aplicarse a la ingesta de alimentos, a veces al amor, pero también al tipo de entrenamiento que deberías practicar en cada momento. Adaptar sus rutinas de entrenamiento y alimentación según su ciclo es algo que los deportistas de élite han empezado a practicar durante los últimos años.

«Dicen que cuanto más entrenes, más mejorarás, pero no es cierto necesariamente», me contó la biatleta Tiril Eckhoff después de hacer historia. En 2019, no solo ganó su tercera medalla de oro consecutiva en el Mundial, sino también su séptima medalla de oro consecutiva en velocidad en una Copa del Mundo. Fue la primera del mundo en conseguir semejante gesta, posiblemente gracias a su nueva forma de entrenar. Durante años, Tiril Eckhoff entrenó igual que el resto de biatletas, pero cuando empezó a personalizar sus entrenamientos, experimentó grandes cambios. Cuando empezó a hacer un seguimiento de su ciclo, se dio cuenta de que debía dejar las sesiones más intensas para las dos semanas previas a la ovulación. Es decir, con la supersemana a la vista.

Alrededor del día 20 solía estar más cansada y, por lo tanto, dedicaba más tiempo a recuperarse. Antes, los días de descanso eran esporádicos; ahora eran parte del plan. Y se aseguraba de tomar suficientes líquidos, proteínas y el plátano de después del entrenamiento.

El deseo de controlar y conocer mejor el ciclo menstrual se está extendiendo en el deporte de élite. En 2023, las jugadoras de la selección noruega de fútbol llevaban un grueso anillo de plata en el dedo índice.[162] Se trataba de un nuevo «anillo inteligente» que mide la temperatura corporal y la absorción de oxígeno para, supuestamente, avisarte cuando se acercan la ovulación y la menstruación.[163] Cuando la selección femenina de fútbol de Estados Unidos ganó el Mundial de 2019, la entrenadora lo atribuyó, entre otras cosas, a una mayor conciencia del ciclo menstrual.[164] Ahora, tanto los equipos de fútbol británicos como los estadounidenses utilizan aplicaciones para hacer un seguimiento del ciclo a sus atletas y ajustar en consecuencia los entrenamientos y el estilo de vida que deben seguir.

Durante los Juegos Olímpicos de 1984 en Los Ángeles, solo uno de cada cinco participantes era una mujer.[165] Cuarenta años más tarde, en 2024, las mujeres constituían la mitad de los atletas. Por eso, antes de los Juegos Olímpicos de Francia, el Ministerio de Deportes del país anfitrión empezó a explorar cómo maximizar el rendimiento de las atletas francesas si el entrenamiento se adaptaba al ciclo. A través del programa Empow'Her[166] se establece, entre otras cosas, que el entrenamiento de alta intensidad se lleve a cabo durante la fase folicular, es decir, en la primavera, en la supersemana.[167]

Pero la mayoría no practicamos deporte de alto nivel. ¿Podemos usar esa información para algo, aun así? Por supuesto.

El motivo por el que Tiril Eckhoff empezó su pequeño proyecto de investigación fue que había leído el libro *Roar*, escrito en California, en 2016 por la fisióloga del ejercicio, nutricionista y triatleta Stacy Sims, que ahora vive en un pueblecito costero del norte de Nueva Zelanda.

El punto de partida del libro fue una experiencia que Sims tuvo a mediados de los años noventa. Cuando era una joven estudiante en la Universidad Purdue en Indiana, Estados Unidos, uno de sus profesores le dijo algo que la dejó sin palabras. Sims había contribuido a los estudios de la clase sobre el cuerpo y el metabolismo, pero finalmente descubrió que sus resultados no coincidían con los de los chicos. Se preguntaba a qué se debían los cambios semanales en sus propios resultados si todo en su vida era bastante regular. ¿Habría algún estudio anterior sobre este tema?

«Claro —le dijo el profesor—, pero las mujeres son difíciles de estudiar, porque sus hormonas generan resultados muy variables.» El profesor le explicó que casi nunca se incluía a mujeres en los estudios. Después se contradijo y añadió: «Pero los hombres y las mujeres somos iguales, así que no tiene mayor importancia».

Los resultados de Sims se descartaron, según cuenta ella misma, porque no coincidían con los de los chicos.

En ese momento no fue capaz de articular palabra, pero fue entonces cuando Stacy Sims decidió dedicar su vida a eso mismo: a expresarse. Preguntar, comprender y comunicarse. Y rugir hasta que la gente la escuchara.

Solo el treinta y cuatro por ciento de más de doce millones de participantes en una serie de estudios deportivos realizados entre 2014 y 2020 eran mujeres. En 2021 solo el seis por ciento de todos los estudios de ciencias del deporte y el ejercicio de todos los tiempos se había llevado a cabo con grupos exclusivamente de mujeres.[168] Dicho de otra forma, las conclusiones extraídas de esos estudios solo podían aplicarse a la mitad de la población.

Las miras estrechas de los científicos pueden tener que ver con que los hombres suelen interesarse más por otros hombres,[169] igual que las científicas podrían interesarse más por otras mujeres. Pero, históricamente, las mujeres que se han dedicado a la ciencia son una extrema minoría. Mientras escribo este libro, solo el treinta por ciento de los científicos de todo el mundo son mujeres.[170] Al mismo tiempo, está comprobado que a menudo reciben menos ayudas[171] y disponen de menos fondos para investigar que sus colegas hombres. A veces hasta un treinta por ciento menos.[172]

Stacy Sims se ha mantenido firme. Actualmente, dirige varios proyectos de investigación sobre el cuerpo de las mujeres. Algunos estudios se centran en nuestras hormonas sexuales y cómo se relacionan entre ellas. Otros tienen como objetivo descubrir cuándo se produce la ovulación e investigar el efecto de los distintos tipos de estrés y, lo que no es menos importante, cómo hacer ejercicio de la mejor manera posible, en el momento más propicio para ello.

Hace tan solo unas generaciones, se recomendaba a las mujeres activas que evitaran hacer ejercicio cuando tenían la regla. Hoy en día, ya no tiene sentido. De hecho, durante el primer día deberíamos empezar a pensar en hacer ejercicio con intensidad. Todo el periodo que va desde la regla hasta la ovulación es un momento en el que somos «más parecidas» a los hombres, como dice la profesora Sims, porque «los estrógenos son nuestra testosterona». Durante la supersemana corremos más deprisa y saltamos más lejos. ¿Se nota?

Algunos pequeños estudios han demostrado que las mujeres que están en forma pedalean más deprisa en distancias cortas durante la fase folicular,[173] pueden levantar más peso con las piernas,[174] tienen más potencia para lanzar cosas[175] y más fuerza de agarre en las manos.[176] Otros estudios no muestran diferencias significativas entre unas fases y otras. Algunos indican que las mujeres pueden tener un mejor control de su cuerpo en los días cercanos a la ovulación,[177] mientras que otras obtienen resultados distintos.[178] Porque podríamos preguntarnos lo siguiente: ¿las «conejillos de indias» se apoyaban en la barra de equilibrio con un pie o con los dos? ¿Tenían los ojos abiertos o cerrados? ¿Importa eso? Sí, en la ciencia todo importa. Por eso los resultados pueden variar tanto de un estudio a otro. El resultado y su interpretación dependen, entre otras cosas, de lo bien que se hayan medido las variables: si un estudio incluía a diecinueve o nueve mil participantes o si se trataba de un ensayo clínico de doble ciego (es decir, si el mismo experimento se llevó a cabo con al menos dos grupos aleatorios de personas que desconocían las pruebas y después se compararon entre sí).[179] Si a las mujeres se las estudió y observó dos, tres, cuatro o más veces durante el ciclo, y cómo se aseguraron los investigadores de que estuvieran realmente en la fase correcta del ciclo.

Como ya hemos dicho, el momento de la ovulación puede variar de mujer a mujer.[180] El número de días que separan la regla de la ovulación y la ovulación de la regla puede subir y bajar como un acordeón.[181] Por eso, las medidas y los efectos del ciclo son una cuestión excepcionalmente individual. Una parte del problema de asegurar cualquier cosa con este panorama es que la gran mayoría de los estudios sobre el ciclo menstrual concluyen con los potenciales efectos a nivel de grupo. Muy pocos estudios incluyen cómo se han sentido las participantes por separado. Y a menudo solo lo hacen cuando los resultados muestran grandes discrepancias. Además, muchos investigadores solo realizan pruebas dos veces al mes, al inicio de la fase folicular y a mediados de la fase lútea, sin dejar constancia del pico hormonal de la supersemana, la fase folicular tardía.[182]

Hasta hace muy poco, el control científico del momento del ciclo en el que se encuentran las mujeres ha sido bastante malo, pero en esto también han cambiado las cosas.[183] La que probablemente sea colaboración internacional de mayor envergadura sobre el ciclo menstrual que se está llevando a cabo en universidades de, entre otros lugares, Estados Unidos, Inglaterra, Dinamarca, Brasil y Finlandia se inició en 2023.[184] El objetivo no es solo realizar estudios exhaustivos sobre las deportistas y sus hormonas durante el entrenamiento, sino también establecer una plantilla que los futuros investigadores puedan utilizar como guía. Uno de los criterios que ya se ha recomendado es que se recluten mujeres como sujetos de estudio al menos tres veces al mes.[185]

A pesar de las investigaciones en curso, la doctora Stacy Sims mantiene que sigue estando clarísimo que la supersemana proporciona beneficios físicos reales.

«Durante la fase folicular, antes de la ovulación, pasan muchísimas cosas sorprendentes», afirma y después enumera: el sistema inmunitario se refuerza para resistir ante infecciones y virus, la temperatura corporal baja y, por lo tanto, toleramos mejor el calor, tenemos una mayor velocidad de reacción, levantamos más peso y nos mostramos más optimistas. Una mayor confianza en nosotras mismas conlleva una mayor satisfacción con nuestro cuerpo, lo que a su vez nos permite un mejor rendimiento deportivo. «Todo esto tiene que ver con la baja progesterona y el aumento de los estrógenos», concluye Sims.

Cuando le pregunto directamente si esto está probado científicamente, la profesora me responde: «En estudios más pequeños sobre el deporte, donde solo se ha estudiado a un tipo concreto de mujeres, no, pero si combinamos los resultados de la investigación menstrual de una serie de campos distintos, este es precisamente el panorama que la ciencia presenta actualmente, también en el ámbito deportivo». Stacy Sims opina que deberíamos fijarnos en estudios de control más recientes y de mayor envergadura en áreas como la fertilidad, la inmunología, la endocrinología, la sociología y la psicología para comprender cómo puede afectar el ciclo menstrual al ejercicio físico. Gran parte de las investigaciones sobre el ciclo menstrual en materia de mujeres y deporte se mide por un mismo rasero. Que los estudios no hayan tenido en cuenta nuestras diferencias puede haber supuesto que se subestimen los efectos del ciclo menstrual en el deporte. En un análisis exhaustivo realizado por investigadores británicos en 2020, se revisaron setenta y ocho estudios deportivos previos. Estos estudios habían medido el rendimiento de las mujeres en los entrenamientos de diversas maneras a lo largo de un mes. Los investigadores concluyeron que no existían pruebas claras de que las hormonas tuvieran una influencia significativa en el rendimiento deportivo femenino de un mes a otro, a nivel grupal. Los investigadores señalan que la mayoría de los estudios eran de tan mala calidad que aún no pueden extraerse conclusiones sobre el entrenamiento y las mujeres en general.

Sin embargo, algunas veces un estudio da lugar a artículos periodísticos y noticias con la siguiente suposición errónea: «¡Aquí no hay nada que ver!».

¿Quiere esto decir que no hay nada más que hablar? Pues claro que no.

Uno de los grupos científicos más septentrionales del mundo, con sede en Tromsø acaba de llevar a cabo un proyecto de investigación de cuatro años que incluye veinte estudios deportivos, el mayor proyecto que se ha llevado a cabo en este campo en Noruega.

El objetivo era examinar cómo afectan las fluctuaciones del ciclo a las rutinas de entrenamiento de las esquiadoras de fondo, las biatletas y las jugadoras de balonmano noruegas. El mayor proyecto de investigación en este campo en la historia de Noruega incluye a más de quinientas atletas y ha recibido millones de coronas de financiación pública. Sin embargo, al igual que otros científicos que han participado en importantes estudios sobre deportes y el ciclo menstrual, el equipo formado por las doctorandas Tina, Hanne y Madison, de la UiT, la Universidad Ártica de Noruega, tampoco encontró un denominador común claro con respecto al rendimiento de las mujeres menstruantes sanas en el entrenamiento de resistencia durante las diferentes fases del ciclo. Se podría pensar que la mayoría de las mujeres tenía más aguante durante la supersemana, ¿no? En realidad, no estaba claro. Pero los científicos del proyecto FENDURA (Female Endurance Athlete) no se dieron por vencidos. El equipo hizo algo que pocos en el mundo han hecho hasta la fecha: tomaron nota de las estadísticas sobre la experiencia de cada una de las participantes con el entrenamiento durante las distintas fases del ciclo.

«La mayoría de las atletas identifican la semana anterior a la ovulación como la mejor del ciclo, tanto en lo que se refiere al ejercicio físico como en lo relativo a la calidad del sueño.[186] Por lo tanto, es importante no centrarse en los datos puros y duros, sino también escuchar las sensaciones de cada persona», afirma el profesor y líder del proyecto, John Owen Osborne, de Australia. Durante la pandemia del COVID-19, se mudó de Brisbane a Tromsø para investigar y contribuir a un cambio en la salud de las mujeres.

«Los datos puros y duros» del norte de Noruega ofrecen unos resultados sorprendentes. Se midió la resistencia de veintiuna mujeres menstruantes sanas y jóvenes tres veces al mes. Todas se encontraban en la misma fase del ciclo al mismo tiempo, en el mismo gimnasio. Se les pidió que corrieran durante seis minutos a cinco kilómetros por hora en la cinta para poder medir cuánto jadeaban y resoplaban para mantener el ritmo.

Luego se observó la fuerza de los bíceps pidiéndoles que usaran la elíptica durante 30 segundos. En teoría, las chicas podrían ser hermanas, pero los gráficos con sus resultados eran «cada uno de su padre y de su madre», dice Osborne. El equipo detectó enormes diferencias en la resistencia de todas esas mujeres. Además de cambios de un mes a otro en algunas de ellas. «En otras no percibimos ninguna variación en absoluto», afirma.

La gente espera resultados claros de la ciencia seria, conclusiones fáciles de entender. Pero los datos no mienten: el cuerpo es un asunto complejo. Demasiado a menudo olvidamos lo grandes que son las diferencias individuales. Resulta tentador juzgar a todo el mundo por el mismo rasero. Así todo sería mucho más sencillo. Al menos para la sociedad en general, pero no para ti y para mí.

En todo lo relativo al físico en general y al ciclo menstrual en particular, aún hay mucho uso del condicional. Por eso, lo mejor que puedes hacer es llevar un seguimiento de tu propio cuerpo y planificar tus sesiones de entrenamiento en consecuencia. Toma nota durante varios ciclos en un diario que puedas llevar en la mochila. Si el resultado suele ser «en muy buena forma el día 5» y te cuesta más levantarte del sofá alrededor del día 15 intenta basar tus rutinas futuras de acuerdo a esta experiencia. De todas formas, está demostrado que a la mayoría de nosotras nos conviene dedicarnos a una forma específica de entrenamiento durante la supersemana.[187]

¿Cuál? ¡El entrenamiento de fuerza!

## El peso (pesado) de la supersemana

Una espalda encorvada. Una carga pesada mientras los músculos se contraen. Cualquier ejercicio requiere que los músculos estén tensos o al menos medianamente fuertes y potentes.

Incluso al principio del ciclo, alrededor del segundo o tercer día, cuando los niveles hormonales son muy bajos, se puede, desde un punto de vista fisiológico, darlo todo, correr muy rápido y seguir adelante. «En el gimnasio, las mujeres empiezan a notar que está ocurriendo algo positivo alrededor del séptimo día», afirma Stacy Sims.

Por lo tanto, optar por el entrenamiento de fuerza es especialmente inteligente durante la supersemana, ya que el entrenamiento de alta intensidad y el levantamiento de peso nos resultará cada vez más sencillo a medida que nos acerquemos a la ovulación, algo que también ha demostrado un estudio de la Universidad de Umeå, en Suecia.[188]

Uno de los motivos es que los estrógenos dilatan los vasos sanguíneos, lo que permite que llegue más oxígeno al corazón y de allí a los músculos. Otro motivo por el que la primavera folicular puede favorecer que estemos más activas en el gimnasio es que durante este periodo tenemos acceso completo a los carbohidratos que hemos consumido. En otras palabras, nuestro «combustible para motores a reacción», cuyo objetivo es llevarnos de cero a cien en poco tiempo.

Después de la ovulación, por el contrario, cuando la progesterona toma el control, Sissel empieza a poner orden y a decorar el revestimiento uterino para que pueda acoger a un posible óvulo fecundado. Roba los carbohidratos y dirige grandes cantidades de aminoácidos y otros nutrientes hacia abajo para preparar la «casita del bebé». Así, durante ese periodo, el resto del cuerpo no tiene un acceso tan fácil al combustible del motor a reacción, dice Sims.

Lo que quizá no sepas es que los estrógenos, es decir, Beyoncé, se guardan una parte de esa gasolina de carbohidratos por si tuvieras una emergencia. En «otoño», la energía o bien se usa para construir la casita de una persona que va a crecer dentro de ti o bien se esconde en un espacio que no sabías que tenías. Según Sims, cuando al hacer ejercicio durante la fase lútea otoñal el cuerpo busca de dónde obtener la energía necesaria, empieza a consumir sus reservas de grasa. Por eso nos resulta más fácil quemar grasa después de la ovulación, pero como los motores de reacción están temporalmente en reposo, nos cuesta más movernos y motivarnos.

A mediados de la veintena, pesaba unos sesenta y cuatro kilos distribuidos entre mis 1,68 metros de altura. Era delgada tirando a normal, yo diría. Pero por puro entretenimiento me subí en una de esas básculas digitales avanzadas que había en el gimnasio al que yo iba. Midió mi porcentaje de grasa corporal mediante unos rayos invisibles que subían desde las plantas de los pies. No recuerdo la cifra exacta, pero sí la sensación cuando me dijo que tenía sobrepeso.

Ahora entiendo que la báscula pudo haber calculado correctamente el porcentaje de grasa corporal, pero pitó muy alto porque pensó que yo era un hombre. Al parecer lo normal es que los hombres tengan un porcentaje de grasa corporal de entre el cinco y el veinticinco por ciento. Pero ¿para las mujeres? Entre el doce y el treinta por ciento. Debemos tener grasa. Las grasas saludables nos vienen bien. La energía de la grasa es necesaria para llevar a cabo cualquier entrenamiento aeróbico durante un buen rato, por ejemplo correr, nadar o ir en bici. Las grasas nos ayudan a que el cuerpo absorba vitaminas importantes, protegen los órganos internos y son el elemento fundamental para construir la «casita del bebé» de cada mes. Además, los estrógenos y la testosterona están hechos de grasa. Así que el aceite de oliva, el aguacate, el pescado y las nueces de Brasil son bienvenidas.

Comas lo que comas y hagas el deporte que hagas, no te olvides de los glúteos. La mayor parte de nuestra fuerza se encuentra en las caderas y en los muslos. De allí es de donde viene la fuerza, dice Sims, al contrario que en el caso de los hombres, que concentran la casi toda su fuerza en la parte superior del cuerpo. El trasero es una especie de timón que mantiene el torso bajo control, me dice Sims. Da igual que sea plano, firme o falso.

Déjame que te resuma lo que es más sensato ejercitar en cada momento. Al principio del ciclo, por lo general, tenemos buena resistencia,[189] por lo que el esquí de fondo, el senderismo, el remo, la orientación, los juegos de pelota en equipo o las carreras de resistencia pueden funcionar muy bien. Trabajar la resistencia muscular con bandas elásticas o subir muebles por las escaleras es aconsejable durante la fase folicular,[190] y esa capacidad va mejorando día tras día hasta la ovulación. Durante la supersemana, el entrenamiento de fuerza como el *crossfit*, la escalada, el levantamiento de pesas, el entrenamiento con suspensión y las pesas rusas funcionan especialmente bien. A mitad del ciclo, durante la ovulación, actividades que requieran intensidad en un corto periodo de tiempo como carreras de velocidad, el tenis, el *kickboxing* o las clases grupales de *spinning* en el gimnasio pueden dar buenos resultados.

Y hacia el final de la fase lútea puede apetecernos más ir a nadar, jugar al bádminton, hacer pilates o bailar lento, es decir, hacer movimientos que no te dejen fuera de combate. Incluso, llegado el momento, relajarnos un poco. Pero ten cuidado con el efecto nocebo, lo contrario del efecto placebo, que te puede hacer pensar que no eres capaz, algo que de todas formas el otoño te hará creer igual. Vencer la pereza a menudo es la mayor dificultad a la que nos enfrentamos a la hora de hacer ejercicio, así que aquí también se puede aplicar el rey de los consejos: haz lo que te apetezca.

## ¡Progesterona! Mejor de lo que pensamos

En Vancouver, Canadá, apareció algo muy especial en 2002: un centro de investigación que se dedicaba íntegramente a estudiar la ovulación. Aún sigue siendo único en su especie. Aunque las oficinas están rodeadas de robles y semáforos, no muy lejos de la Universidad de Columbia Británica, se trata de una iniciativa privada financiada por inversores progresistas de todo el mundo. La fundadora del Centro para la Investigación del Ciclo Menstrual y la Ovulación (CeMCOR) fue una médica muy inteligente, una mujer nacida en 1943 en el seno de una familia humilde de misioneros en un pueblo de pescadores de Alaska. Una mujer a quien le vino la regla el día que cumplió trece años. Que tuvo que usar papel higiénico con un imperdible como compresa. Y que muy rara vez sintió que estaba teniendo una supersemana.

En los años sesenta, cuando la doctora Jerilynn C. Prior estudiaba Medicina y se prometió con su novio, empezó a tomar la píldora, «por supuesto». Entonces la composición tenía muchos más estrógenos que ahora. Según la reconocida endocrina (una experta en hormonas), la píldora tuvo como resultado su primera migraña y un trombo en la pierna. La estudiante de medicina tiró las pastillas y desde entonces ha cuestionado las pasiones que suelen levantar los estrógenos. «Se dice que todo el mundo se siente maravillosamente bien gracias a los altos niveles de estrógenos, pero mi experiencia fue muy distinta», comenta Prior por Zoom desde su consulta de Vancouver.

A pesar de que en ese momento su supersemana era mediocre, le encantan los efectos de la ovulación: «El ciclo menstrual es mucho más que la regla. Lo que refleja el estado de forma, tanto físico como hormonal, mental, espiritual, social y económico en el que se encuentran las mujeres es la ovulación», dice Prior. Además, opina que la ovulación puede incluso predecir cómo será nuestro estado de salud física en los años venideros.

Sin el esqueleto seríamos un montón muy colorido de pliegues de piel y de hilos viscosos fundidos entre ellos, como una medusa que ha acabado varada en la playa. Los huesos son lo que nos da forma. Como las fibras se encuentran justo debajo de la capa más superficial de la piel, podemos sacudirlas, amasarlas. Con el esqueleto no tenemos la misma relación intuitiva. Pero el esqueleto crece de forma constante desde que nacemos hasta bien entrados los veinte años. A lo largo de nuestra vida, se moldeará y transformará constantemente. Los huesos son un proyecto de construcción permanente. Por eso conviene velar por su salud, para que podamos mantenernos en pie y no nos desplomemos antes de acabar en la tumba. ¿Y por qué hablo tanto de huesos? Porque son la niña bonita de Jerilynn Prior.

Esta mujer de ochenta años ha dedicado toda su vida a estudiar y demostrar que cuando se recetan anticonceptivos hormonales que detienen la ovulación a chicas menores de veinte años, se las pone en riesgo de no completar el desarrollo de su estructura ósea. Prior afirma que a las chicas jóvenes que toman píldoras con estrógenos sintéticos se les puede «arrebatar» la fuerza y la densidad ósea óptima,[191] lo que puede llevar a que se derrumben literalmente más adelante. Varios estudios europeos también han demostrado una correlación positiva entre la progesterona y la salud de los huesos.[192]

La profesora no está «en contra» de los estrógenos. Cree que tanto los estrógenos como la progesterona naturales son «medicinas importantes y poderosas». Pero el asunto está en la interacción entre ambas. Los estrógenos lo expanden y lo elevan todo. La progesterona evita que nada se escape. Los estrógenos estimulan las neuronas, suben el azúcar en sangre y hacen que los tejidos se desarrollen. En cambio, la progesterona estabiliza las neuronas, mantiene el tejido y restablece los niveles de azúcar en sangre.

«Pero en una cultura en la que pensamos que los estrógenos son el ingrediente que hace que una mujer sea una mujer, "la otra hormona" a menudo se lleva la culpa de todo lo negativo, como el SPM», afirma Prior. Es falso, porque la progesterona nunca trabaja sola. Allá donde vayan los estrógenos, también va más tarde la progesterona para «poner orden». Pero también podemos seguir adelante con demasiados estrógenos en sangre. Es un poco como lo que ocurre al beber demasiado champán.

Al principio es divertido, pero luego puedes empezar a encontrarte mal.

El estrés, un exceso de células grasas o una dieta poco saludable pueden ser la causa por la que el cuerpo no elimina los estrógenos después de cada pico mensual. También puede suceder si no comemos lo suficiente o si esperamos demasiado tiempo entre una comida y la siguiente y nos baja el azúcar. Los estrógenos se descomponen en el hígado, pero si el páncreas tiene hambre y ansiedad, empieza a enviar señales al hígado para que libere y distribuya energía de su «almacén de carbohidratos», que suele estar muy bien surtido. La descomposición de los estrógenos deja de ser una prioridad, y Beyoncé se queda con nosotras. A esto hay quien lo llama «dominancia estrogénica», y puede ser el origen de algunas dolencias premenopáusicas, además del motivo por el cual algunas mujeres dejan de ovular de repente, dice Prior.

¿Puede pasarle algo así a cualquiera en cualquier momento?

Los datos de más de tres mil mujeres de Trøndelag de entre veinte y cincuenta años elegidas al azar mostraron que entre el veinticuatro y el treinta y siete por ciento de ellas no habían ovulado en el mes en el que fueron estudiadas, independientemente de su edad, su peso, si fumaban o no y la frecuencia con la que hacían ejercicio.[193] El estudio fue una colaboración de Jerilynn Prior con un grupo de investigadores de la NTNU en Trondheim. En 2015 presentaron los resultados y fue entonces cuando nos enteramos de que las mujeres supuestamente pueden tener la regla sin haber ovulado.

Pero espera un momento. No es lo mismo la regla que «la regla».

Hay estudios que han demostrado que el sangrado puede tener diversas causas y apariencias. El sangrado que se produce tras una ovulación tardía puede ser lo que se conoce como manchado: un fluido de un color más claro, en menor cantidad y más irregular de lo habitual. Puede ser causado por la pérdida o el aumento de peso o el estrés, entre otras cosas.[194] No es sangre menstrual. También tenemos el llamado sangrado por deprivación,[195] que suele ser más espeso, de color marrón oscuro y menos viscoso de lo habitual.[196] Tampoco es sangre menstrual.

La sangre que puede aparecer si no has ovulado podría deberse a un crecimiento excesivo del endometrio, porque se han colado pequeñas dosis de estrógenos durante un largo periodo de tiempo, aunque no se haya producido la ovulación. Es como un grifo roto que no ha tenido progesterona para cerrarlo.

No es nada fácil. Tampoco lo es el uso del término «dominancia estrogénica».

La reconocida ginecóloga y especialista en fertilidad estadounidense Natalie Crawford afirma que en Estados Unidos los médicos a menudo les dicen a las mujeres que su sobrepeso, problemas ováricos o endometriosis se deben a un exceso de estrógenos. Después les ofrecen «paquetes de limpieza» o tratamientos de terapia hormonal que no ayudan y, en el peor de los casos, pueden llegar a empeorar la situación.

Curiosamente, algunos de estos médicos reciben una comisión por vender los productos que recomiendan, dice Crawford en *As A Woman,* el popular pódcast sobre salud femenina que ella misma dirige. Por eso no está a favor de usar el término «dominancia estrogénica», al menos no como un diagnóstico «sencillo» para hablar de estados de salud que, en realidad, tienen que ver con algo completamente distinto. Aún no comprendemos del todo las causas de varias dolencias, especialmente las del bajo vientre de las mujeres.

Durante la supersemana, es completamente natural que los estrógenos sean el factor dominante. Por lo tanto, la ginecóloga afirma que no tiene sentido que los médicos hagan análisis de sangre en un día cualquiera del ciclo y luego extraigan conclusiones sobre la salud hormonal.[197]

Algo que aun así no es raro que hagan los médicos.

Una de las causas puede ser que el nivel de cultura general sobre las hormonas, la salud de las mujeres y la fertilidad es más bajo de lo que debería. No solo entre los legos, sino también entre muchos estudiantes de medicina, ginecólogos y médicos de cabecera de Suecia a Arabia Saudí,[198] según concluyó un equipo de investigación sueco-estadounidense en 2020. El conocimiento y la capacidad de los ginecólogos y endocrinos de Noruega, Suecia, Finlandia o Dinamarca para diagnosticar el síndrome de ovario poliquístico (SOP), que provoca que los óvulos no se desarrollen lo suficiente para que se produzca la ovulación, también son limitados.[199] El amplio estudio nórdico que se llevó a cabo en 2019 especifica que esto ocurre a pesar de que contemos con un sistema de salud y bienestar muy desarrollado.

La doctora Jerilynn Prior cree que la falta de conocimiento se debe en parte a que se considera a los ginecólogos expertos en salud femenina. Según ella, el problema radica en que muchos ginecólogos no son expertos en hormonas, sino «cirujanos que confían más en las conclusiones que les explicaron sus profesores durante la carrera que en la ciencia actual».

Como se ha comprobado que tanto los estrógenos naturales como la progesterona son importantes para nuestro mecanismo interno, algunos de los científicos deportivos más destacados del mundo, como la británica Kirsty Elliott-Sale, han declarado que para las atletas es mejor tener la regla que no tenerla.[200]

Pero la ovulación no solo es importante para las mujeres jóvenes o para la prevención de la osteoporosis.[201] Sissel, nuestra soprano de confianza, también es capaz —posiblemente— de prevenir infartos, cáncer de mama, demencia y accidentes cerebrovasculares. La progesterona es tan poderosa que consigue mantener a raya todas esas afecciones potencialmente mortales y «muchas, muchas más», afirma Prior.

La ovulación es, por lo tanto, un ingreso mensual en tu «cuenta bancaria de salud».

La progesterona, la hormona que a menudo se encuentra en la sombra, es mucho mejor de lo que pensamos.[202] En 2023, el CeMCOR también demostró que la suplementación con la así llamada progesterona bioidéntica, una píldora que contiene un extracto vegetal que es cien por cien idéntico a la progesterona que produce el cuerpo de las mujeres de manera natural, puede tener excelentes resultados en lo que respecta a los sudores nocturnos y la calidad del sueño de las mujeres perimenopáusicas, esos años agotadores que pueden comenzar a los treinta y cinco años.[203]

Entonces, antes de que se produzca la ovulación y la progesterona desaparezca por completo, ¿cómo puedes comprobar por ti misma que de verdad se ha producido la «explosión del óvulo»? Es difícil. Para estar del todo segura, tienes que hacerte un análisis de sangre después de cuando creas que ha tenido lugar la ovulación, es decir, bien entrada la segunda mitad del ciclo, para asegurarte de que por el cuerpo circule un cierto nivel de progesterona. Una forma menos ortodoxa de hacerlo sería buscar «copos de maíz» en la ropa interior. Para algunas mujeres esa puede ser la prueba más clara del otoño interior.

En lo que respecta al otoño exterior, el de verdad, por el contrario, la supersemana también tiene algo que decir.

## Nuestras X: un regalo de doble filo

En otoño e invierno, las estaciones reales, a menudo paseo por la orilla del río, de un lago o del fiordo más cercano. Sin gorro. Me doy un baño helado, para ayudarme a gestionar mejor el estrés al exponer a mi cuerpo al chute de cortisol que supone bañarse en agua muy fría. Cuando estoy en la supersemana me siento protegida y resistente, no solo ante los virus, sino también ante la resaca.

En el «superfinde» a veces he mezclado dos copas de cava barato con vino blanco, un par de chupitos de Jäger y tal vez un burdeos innecesariamente fuerte hacia el final de la noche sin que me duela la cabeza al día siguiente. No he encontrado ninguna evidencia de esto en el ámbito académico. Sin embargo, lo que sí se ha estudiado es cómo se fortalece el sistema inmunitario especialmente en la semana previa a la ovulación. Durante este periodo del ciclo, los expertos recomiendan tomar baños de agua helada. Se supone que así se obtienen más beneficios, al estresar el cuerpo a propósito. Se dice que de esta manera el cuerpo aprende a fortalecerse, mientras que en la fase lútea es más fácil pillar un resfriado.

¿Por qué estamos más protegidas justo antes de la ovulación? Porque el cuerpo quiere ayudarnos de distintas maneras a construir esta «cabaña temporal para el bebé». Cuando el moco cervical aparece durante la supersemana, la entrada al útero queda abierta por un breve periodo de tiempo, principalmente para los espermatozoides. Pero ¿podría esto suponer también un acceso más fácil para las bacterias y otros contaminantes? No, porque tu sistema inmunitario es un zorro y, precisamente porque existe esta ventana de tiempo en la que estás más vulnerable, se pone un par de guantes de boxeo durante la supersemana.

En 2022, se encontraron cincuenta y tres sustancias de señalización diferentes en el cuello uterino y la vagina.[204] Sustancias que determinan nuestro nivel de tolerancia a ciertos tipos de infecciones, inflamaciones, resfriados, heridas, alergias y virus. El equipo de investigación demostró que estas cincuenta y tres sustancias varían previsiblemente a lo largo del ciclo. Muchas de ellas, no todas, mostraron resultados más altos y mejores durante la supersemana. Al parecer, los estrógenos son antiinflamatorios y actúan como una mascarilla invisible, una tirita y un gorro de lana.

Así que ¡al agua, patos! ¡Al aire libre! ¡En invierno!

Lo siguiente es aún más descabellado: en cuanto la ovulación se da y el cuerpo se prepara para que un posible cuerpo extraño (un óvulo fecundado) se instale en el útero, el sistema inmunitario tiene que bajar la guardia.[205] Así, el cuerpo otorga al feto un pase VIP con el que burlar las defensas que, de otro modo, lo atacarían y acabarían con él. En otoño, el cuerpo se centra en proteger a ese «bebé potencial» y el sistema inmunitario no se guarda ningún as en la manga para protegernos. En los doce otoños que vives cada año es más posible que te pongas enferma y que tengas picores por diversas reacciones alérgicas.

Igual que durante la supersemana me sobra la ropa, la semana antes de la regla siempre tengo un pañuelo o una bufanda extra a mano.

Aun así, las mujeres soportamos muchas enfermedades especialmente bien. Reaccionamos mejor a las vacunas que los hombres porque generamos más anticuerpos. Y tenemos menos riesgo de morir de cáncer.[206] ¿Acaso eso significa que las mujeres somos las que hacemos que la humanidad avance, ya que tenemos una mayor capacidad de supervivencia en general? Podría ser. Nuestra mayor tolerancia a las enfermedades también depende, por supuesto, del estilo de vida. Pero lo cierto es que las mujeres tenemos dos cromosomas X, mientras que los hombres tienen uno (y un pequeño cromosoma Y).

Varios de los genes del cromosoma X se ocupan de mantener un sistema inmunitario sólido. Así, si una de nuestras X falla, podemos abrir el «paquete de regalo» que contiene la otra. Los hombres no tienen esa posibilidad.

Pero una doble X no solo es un regalo. Un sistema inmunitario tan sobreestimulado a veces puede sobrecalentarse.

Una buena parte de los humanos vive con un sistema inmunitario alterado que ataca al cuerpo por diversas razones. El ochenta por ciento de los pacientes que sufren de «enfermedades autoinmunes» son mujeres. Estas enfermedades incluyen distintos tipos de diabetes, celiaquía, esclerosis múltiple, reumatismo y problemas con el metabolismo, los músculos, los intestinos, las articulaciones y la piel, con síntomas tan poco específicos como fatiga, erupciones cutáneas, dolor, náuseas, dolores de cabeza y mareos. Síntomas que a veces se reciben con indiferencia, como si fueran «imposibles» de entender. Problemas por los que a muchas mujeres simplemente se les receta una pastilla para «curarse», en lugar de un tratamiento holístico bioindividual adecuado que se tome nuestras hormonas en serio. ¡Ay!

Pero tal vez aquí también pueda ayudarnos Sissel. De las cincuenta y tres sustancias de señalización que afectan a nuestro sistema inmunitario, dos de ellas actúan en direcciones opuestas, según demostró la investigación estadounidense. Estas dos sustancias resultaron ser especialmente eficaces para combatir la inflamación tras la ovulación, no antes, como muchas otras. La progesterona también es antiinflamatoria en algunos casos.[207] Lo que algunas mujeres que luchan contra enfermedades autoinmunes tienen en común es que pueden sentirse mejor en la última fase de su ciclo menstrual, cuando la progesterona y las dos sustancias de señalización colaboran, y peor durante la supersemana. Por lo tanto, un cuerpo que de repente se inflama en lugares aparentemente aleatorios puede recibir ayuda del viejo saco de dormir amarillo del óvulo.

Yo por lo menos tengo claro qué puede ayudarme a evitar la combustión espontánea: evitar el café. Aunque se me rompa el corazón.

## SUPERSEMANA, CAFÉ Y KIMCHI

Cuando las sombras se alargan en Nueva Zelanda y el reloj marca las seis de la tarde, la nutricionista Stacy Sims se prepara un expreso doble. Se sirve el café en un vaso con cubitos de hielo y lo mezcla con polvo de proteínas y leche de almendras. Después lo mete en el frigorífico durante toda la noche. Al mismo tiempo puede haberse hecho un expreso caliente para bebérselo en ese momento y aun así quedarse dormida dos horas más tarde.

A su hermana, por el contrario, le tiembla el pulso solo con oler café recién molido. Yo, por mi parte, no debería ingerir nada que lleve cafeína después de comer. Y tampoco durante la fase lútea. De lo contrario, tengo un patrón de sueño interrumpido y el corazón me late más deprisa de lo que me resulta agradable.

Sims dice que los seres humanos tenemos tres maneras de gestionar el consumo de café. Ella lo metaboliza rápido. Su hermana lo metaboliza muy lentamente. Y yo, al parecer, estoy en el medio. Cómo toleras el café, de qué manera te afecta la cafeína depende de tu herencia genética. Todos llevamos una especie de código cafetero personal. El gen se llama CYP1A2[208] y es responsable de metabolizar tanto la cafeína como el exceso de estrógenos.[209]

Ese gen forma parte de nuestro «alfabeto genético», que a su vez está formado por una larguísima cadena de letras dividida en pares (una la heredamos de nuestra madre y otra de nuestro padre). No vemos las variaciones entre A, T, G o C a lo largo de la escalera circular del interior de las células, pero estas cuatro letras representan cuatro moléculas orgánicas cuyo orden único conforma nuestro ADN irrepetible.

Si has sacado «el boleto ganador» y tienes dos letras A en el gen del café, lo metabolizarás deprisa de forma natural. Lo mismo ocurre con las calorías. Si tienes dos letras T, tendrás un metabolismo lento. «Y si tienes una A y una T juntas, la cafeína te dará bastantes problemas», dice Sims. Por lo tanto, en lo que respecta al café, está claro que ella es AA, su hermana AT y yo TT. El funcionamiento de los genes es, por supuesto, mucho más complejo, pero sería interesante enviar una muestra de saliva a uno de esos modernos laboratorios genéticos para que me dijeran cuál es mi código cafetero... O tal vez debería seguir el consejo de Sims: «Tómate un expreso a las ocho de la tarde y mira a ver qué pasa».

Querido café: te quiero. Pero he descubierto que debo distanciarme de ti después de la ovulación, de la misma manera que debería mantener las distancias con hombres sin disponibilidad emocional. En la fase lútea tengo menos tolerancia para las tonterías, el *ghosting*, la cafeína y los alimentos ricos en histaminas como el café, las gambas. Pero cuando la supersemana está en pleno apogeo y los estrógenos están al alza, celebro la sangre en mi ropa interior con una taza de café e invito a personas con todo tipo de problemas neurológicos y patrones de apego emocional a formar parte de mi vida diaria.

Internet está lleno de opiniones sobre lo que habría que comer en cada momento, en especial sobre la ingesta de alimentos en las distintas fases del ciclo. Si el ayuno intermitente es bueno o malo. Si una dieta baja en hidratos de carbono es lo más sensato o si algunos productos de soja pueden producir un exceso de estrógenos. Algunas mujeres apuestan por los alimentos crudos antes de la ovulación y por alimentos cocinados después. Hay quien cree que los productos fermentados como el kimchi, los encurtidos, los cereales y las proteínas magras como el pollo, las lentejas y los huevos conviene consumirlos al principio de la supersemana, cuando las hormonas están en aumento. El objetivo es, entre otras cosas, equilibrar el estómago y los intestinos, donde viven billones de bacterias beneficiosas que, entre otras cosas, nos ayudan a excretar las hormonas que se acumulan.

Pero una vez que ovulamos, no necesitamos tantos carbohidratos.[210] En ese momento tenemos suficiente energía natural y podemos prepararnos alimentos ricos en fibra como quinoa, salmón, cordero con cúrcuma y verduras al vapor como coles de Bruselas, pimientos y espinacas. Estos consejos tan específicos son de la autoproclamada experta en hormonas y fundadora de FLO Alisa Vitti. En cuanto al «otoño» y la fase lútea, Vitti opina que deberíamos incluir en nuestro menú tubérculos, pavo y carnes ricas en vitamina B, repollo rico en calcio, bacalao y fletán ricos en magnesio, menta y alimentos horneados. También dice que es sensato comer pescado y marisco ricos en hierro y en zinc, fruta con un alto contenido en agua, arroz integral y sal cuando menstruamos, como deja por escrito en su libro *WomanCode*.

Puede que estos consejos tengan su razón de ser, pero, según Stacy Sims, no es necesario hacer una lista de la compra tan específica. Durante las dos primeras semanas del ciclo, supersemana incluida, tenemos más libertad para hacer ejercicio y comer como nos apetezca, sin necesidad de pensar en cómo podría reaccionar nuestro cuerpo. Pero después de la ovulación tenemos una mayor necesidad de consumir agua, proteínas y vitaminas.

Según un estudio de 2005, las mujeres que consumen suficiente calcio y vitamina D tienen menos probabilidades de sufrir síndrome premenstrual (SPM).[211] La doctora Lara Owen, especialista en medicina china, está de acuerdo. Opina que es importante evitar el exceso de sal, alcohol, café y comidas picantes la semana anterior a la regla, ya que estos ingredientes pueden empeorar los síntomas del SPM al irritar el hígado, un órgano que, según se ha demostrado, tiene un papel importante a la hora de regular las hormonas sexuales para que no haya ni exceso ni defecto de Beyoncé o de Sissel después de cada ciclo menstrual.[212]

Yo misma pienso que antes que nada tenemos que recordar consumir ingredientes lo más limpios posible. Comer alimentos ricos en fibra, suficientes verduras (a poder ser que no se hayan fumigado con productos químicos), suficientes proteínas (a poder ser sin hormonas del crecimiento ni antibióticos) y evitar un exceso de alcohol y azúcares refinados. De nuevo, se trata llevar una vida equilibrada. A menudo, independientemente de las dietas, consejos o tendencias dietéticas que sigamos, lo mejor es el término medio.

He de reconocer que estoy siguiendo una moda que parece que me funciona. Te estoy mirando, Marit Kolby, porque el asunto consiste en evitar la actividad constante de los intestinos y dejar que se limpien en condiciones y no picar entre horas. Así que he empezado a alargar el ayuno nocturno y desayuno mucho más tarde que antes. Como por primera vez en torno a las once y media. Al mismo tiempo, me gusta hacer ejercicio temprano por las mañanas.

A Stacy Sims no le hace ninguna gracia.

Cree que es importante consumir productos que nos den energía antes de quemarla, aunque durante la supersemana tengamos menos apetito.

Hacer ejercicio con el estómago vacío por la mañana cuando los niveles de cortisol (la hormona del estrés) son normalmente más altos, puede hacerte sentir aún más inquieta. Así, tu cuerpo retendrá la grasa y te impedirá hacer algunos de los ejercicios que tenías planeados. Si no nos recargamos de la energía que nos aporta la comida, especialmente cuando hacemos ejercicio, el cuerpo puede empezar a pensar que nos está costando mantenernos con vida. Y por eso decide ahorrar energía. El hipotálamo, una parte del cerebro que se ocupa, entre otras cosas, del apetito y del uso de la energía, entra en acción y se ocupa de «salvar la vida» en lugar de centrarse en algo tan trivial como ayudarte a meter una bola de cuero en una malla de cuerda, por ejemplo.

Es mejor que el cerebro esté relajado y que no le importe usar la energía de lo que te llevas a la boca como «combustible» para tu entrenamiento de balonmano, de vóley playa o de *press* de banca. Es mejor que no esconda «el bidón de gasolina en la trastienda» con la idea de recurrir a él en caso de emergencia.

Pero esto no significa que tengas que meterte un menú completo entre pecho y espalda antes de atarte los cordones de las zapatillas. Con cien calorías es suficiente. Las que tiene un plátano. Una rebanada de pan con mantequilla de cacahuete. Un par de cucharadas de *porridge*. Stacy Sims se toma el doble expreso frío del día anterior con una cucharada y media de proteína en polvo antes de salir a nadar. «Así me bajan los niveles de cortisol, me sube el azúcar en sangre y el hipotálamo piensa: "Ah, vale, podemos con esto"», me dice. Después de hacer deporte se va a casa y desayuna en condiciones. Media hora después del ejercicio como máximo ha ingerido treinta gramos de proteínas. Puede ser un yogur griego con semillas de chía y frutos secos o una rebanada de pan con arenques, paté o jamón.

De todas formas, la gran pregunta es la siguiente: ¿deberíamos agregar remolacha?

## Sin tiempo para comer

Cuando vivía en Sídney, me fijé especialmente en dos cosas: a los australianos les gusta escuchar grandes éxitos de los años ochenta. Y le echan remolacha a todo. Stacy Sims no solo lo confirma, pues vive en la isla de al lado, sino que, además, me cuenta que el zumo de remolacha ha sido un tema candente en el mundo del deporte. Se cree que los nutrientes de este tubérculo son una cura milagrosa para las personas activas. Los nitratos (una «supersustancia» química que la remolacha, entre otros alimentos, tiene en grandes cantidades) aumentan la producción de energía de las células para que puedas desarrollar cualquier actividad durante periodos de tiempo más largos, porque los vasos sanguíneos se dilatan, tenemos más oxígeno a nuestra disposición y nos cansamos menos al hacer ejercicio.

Pero unos modestos estudios nuevos que se llevaron a cabo en Australia en 2023 han observado —exacto— que hay diferencias según los sexos. Parece que las mujeres menstruantes no se benefician tanto del zumo de remolacha, que sí puede tener un efecto positivo en el entrenamiento de las mujeres menopáusicas con deficiencia de estrógenos y en el de los hombres.[213] Los chicos pueden alargar sus tiempos de entrenamiento en un quince por ciento.[214] Sin embargo, en el estudio australiano de las diez mujeres que ovulaban, el zumo de remolacha redujo su rendimiento en ejercicios de resistencia en un diez por ciento.[215] El motivo podría ser que la presencia de estrógenos provoca que las sustancias del zumo se metabolicen de forma distinta, por lo que al final no dilatan los vasos sanguíneos.[216]

Tomen o no el zumo de un tubérculo púrpura. Lo que sí es seguro, y me reconozco en ello, es que el apetito disminuye durante la supersemana. ¡Tenemos que hacer muchísimas cosas más! En 2022, cuando unos científicos revisaron todos los textos disponibles sobre la ingesta energética, el apetito y el ciclo menstrual, concluyeron que las mujeres reducimos el consumo de calorías antes y durante la ovulación.[217]

Nora me cuenta que, en sus propias palabras, casi «vive del aire» durante la supersemana, ya que su ascenso empieza ya durante la regla.

Revisando dieciséis estudios anteriores sobre la ingesta de calorías y el ciclo menstrual de las mujeres, el antropólogo Daniel Fessler de la Universidad de California encontró pruebas de que las mujeres comen mucho menos durante la supersemana.[218] En su tesis *No Time to Eat*, escribe que las hembras de los mamíferos también tienen menos hambre y están más receptivas a los machos cuando son fértiles. En ese momento amplían su rango de actividad, lo que aumenta sus probabilidades de encontrar pareja. Así, las hembras de los animales reducen el tiempo que pasan engullendo para tener más tiempo de... hacer cosas por el otro lado (esto lo digo yo, no Daniel Fessler).

También caminamos algunos metros más de lo normal antes de la ovulación.[219] ¿Acaso las mujeres expandimos inconscientemente nuestro círculo geográfico por el mismo motivo que nuestras amigas del reino animal? No lo sabemos con certeza, pero no es imposible que algo ocurra en nuestro cerebro reptiliano si de repente cambiamos la ruta de transporte habitual y caminamos durante cincuenta y cinco minutos para ir al trabajo.

El impulso de caminar sin rumbo fijo se explica si entendemos que nos da la oportunidad de mirar un poco más lo que nos ofrece el mercado, de encontrar genes aún mejores, o incluso más adecuados para nuestra descendencia. Nuestro cerebro de doce mil años es el que, en apariencia sin ser consciente de ello, dedica más tiempo a hacer el vago durante la supersemana. Además, reduce nuestra sensación de hambre para volvernos más sociables y revelarnos las chispas festivas de la evolución.

No siempre volvemos a casa de la misma manera. Nuestra forma de orientarnos también depende del ciclo menstrual.

¿Recuerdas a la neurocientífica Helene Hjelmervik? Sus estudios han demostrado que a los hombres se les da mejor que a las mujeres distinguir entre la izquierda y la derecha.[220] Resulta algo irónico, porque otros estudios han concluido que las mujeres, a veces en mayor medida que los hombres, conectan los hemisferios derecho e izquierdo del cerebro al mismo tiempo. Sin embargo, el hecho de que a los hombres les resulte más fácil levantar la pierna derecha en la postura del perro boca abajo durante una clase de yoga se debe, en realidad, a que no interactúan con ambos hemisferios a la vez.[221] Los hombres se apoyan en zonas especializadas de un hemisferio u otro del cerebro, lo cual puede ser una ventaja, sobre todo en lo que respecta a la orientación.

Si una mujer se pierde, el cerebro recurrirá a dos estrategias distintas. Supongamos que te has perdido en la montaña (y no tienes Google Maps a mano). En ese caso podemos usar lo que se conoce como una estrategia de memoria espacial: recordar si, cuando subimos y llegamos al cruce entre dos hormigueros, escogimos el camino de grava de la derecha o de la izquierda. Cuando nos encontramos en la fase lútea, es decir, después de la ovulación, se nos da mejor esta estrategia. Durante la supersemana, preferimos la otra, que se basa en respuestas o, lo que es lo mismo, en usar antiguos recuerdos de experiencias pasadas para volver a encontrar el camino, bajar de la montaña o salir del recinto del festival.

No se sabe muy bien por qué ocurre esto, pero está claro que alternamos automáticamente estas dos estrategias tan distintas a lo largo del ciclo. Es posible que durante la supersemana nos apetezca más hacer el vago, pasarlo bien y relacionarnos con más personas y potenciales parejas sexuales, en lugar saber exactamente dónde nos encontramos.

El tiempo extra podemos usarlo para cosas completamente distintas a buscar a alguien con quien acostarnos... por muy divertido que sea.

# EL SEXO: LA RAZÓN DE SER DE LA SUPERSEMANA

Si tuviera que señalar una cosa en la que la supersemana ha afectado a mi vida, destacaría mi vida amorosa. Llevo quedando con gente por internet desde 1998. Mi primera cita a ciegas la tuve con quince años. Hablamos por mIRC, uno de los primeros programas de chat para charlar con desconocidos. No había ni fotos ni perfiles y no se usaba el nombre real, pero todo el mundo sabía que «ASL» quería decir «age, sex, location», edad, sexo y ubicación. Cuando se respondían esas tres preguntas, se intercambiaban frases cortas en colores neón con un tipo de letra llamado Fixedsys.

Una mañana, en una clase de informática en secundaria, apareció un mensaje en el canal para buscar amigos en Trondheim. Esa misma tarde me subí al bus 41 que me llevaría desde el adosado en el que vivía con mis padres hasta el Café Aroma, en el centro de Trondheim, para tomar una infusión de manzana con un chico que se suponía que tenía diecisiete años y era «igual que Joey el de *Friends*». Tenía treinta y dos años. Y se parecía a Mr. Bean.

Desde entonces se podría decir que soy más selectiva. Y he tenido cuentas en Sukker, Match, Nerve, Tinder, Bumble, aparte de quedar con gente en el mundo real. He vivido por todo el mundo, a menudo sin conocer a nadie en mi nueva ciudad. Por ese motivo, las aplicaciones me han ayudado mucho a socializar y a integrarme. Después de trescientas citas a ciegas a lo largo de mi vida, he encontrado buenos amigos y un par de novios. Pero la mayoría de esos encuentros solo tuvo como resultado una comida agradable o buenas anécdotas, algo que, por otra parte, también aprecio.

Después de descubrir la supersemana, la calidad ha superado a la cantidad.

A menudo empiezo a comunicarme durante el otoño interior, cuando no voy corriendo de un lado a otro y tengo tiempo y energía para formular nuevas respuestas a las mismas preguntas. Siento una calma distinta, tengo más tiempo para pasarlo con gente que ni siquiera sé que existe. Le doy un par de días a la conversación y cuando uno de los dos propone quedar, ya es... ¡Exacto!

La supersemana está hecha para la primera cita. O para tener citas en general, en realidad. Estoy menos estresada, la conversación fluye más fácilmente y es probable que esté más guapa que hace un par de semanas. A veces las mujeres tenemos los labios más rojos y carnosos y las pupilas más dilatadas durante la ovulación.[222] Lo descubrió un grupo de científicos al presentar dos fotos distintas de las mismas cuarenta y ocho mujeres sin maquillar. Una de ellas se había tomado el día 12 y la otra el día 22 del ciclo. Los doscientos sesenta hombres y mujeres que evaluaron las fotos en general coincidieron en que las mujeres estaban más atractivas en el día 12, es decir, justo antes de ovular.

La planificación de mi vida amorosa según el ciclo menstrual me ha funcionado relativamente bien, pero con el tiempo también he notado que a veces me estanco un poco al tener que quedar con un nuevo pretendiente tal día o tal otro. A veces me preocupa más de lo necesario la posibilidad de tener que cambiar de planes. ¿Qué pasa si se trastocan los horarios y la primera cita cae en el triste día 18? ¿Debería cancelar los planes y esperar tres semanas hasta que llegue el día en el que «me convendría» quedar con él? No.

Aprender a vivir según nuestro propio ciclo lleva su tiempo. También lleva tiempo que deje de importarnos.

A veces puedo resultar demasiado intensa, me dicen. Sobre todo durante la supersemana. Creo que da la impresión de que estoy demasiado exaltada. A veces no puedo disimular la emoción que siento por cosas tan peregrinas como el aire fresco de la primavera o la copa de vino tinto catalán de color púrpura intenso que tengo delante. Lo que sea. Si intercambio unas palabras con un desconocido, últimamente puedo soltarle lo siguiente: «¡Hoy estoy ovulando, ¡fíjate!». Una especie de excusa disparatada para mis ganas de vivir.

Cuando estoy así de animada y dispuesta a hablar de cosas cualquier otro tema, he percibido que mi interlocutor no necesariamente siente lo mismo que yo. Después del comentario sobre la ovulación, suele abrir un poco los ojos y el cuello se le pone rígido. Abre la boca, pero de ella no sale ni una palabra. A algunas personas les puede intimidar exponerse a una persona que tenga «demasiada» energía, y más aún exponerse a una charla demasiado íntima sobre el ciclo menstrual.

El estupor también puede producirse si me pongo «demasiado» física. Durante la supersemana puede ocurrir que hable demasiado alto. Que baile con demasiado entusiasmo. Que me ría con el cuerpo. De nuevo esta intensidad. Pero si hay algo que tengamos las mujeres es un exceso de todo. Muchas hormonas, muchos fluidos corporales, muchas partes del cuerpo, muchos sentimientos. Mucha vida.

Y de vez en cuando nos gusta especialmente el sexo. Charles Darwin hizo que varias generaciones pensaran que las hembras del mundo animal son mayoritariamente pasivas, sexualmente tímidas y extremadamente monógamas. Hay nuevos estudios que demuestran que hasta los libros de biología animal tienen que reescribirse. En la naturaleza, las hembras también tienen ciclos hormonales y pueden volverse muy agresivas en lo sexual. En el libro *Hembras*, la zoóloga Lucy Cooke escribe sobre una especie de antílope en Kenia que es fértil solo un día al año, y todas las hembras lo son al mismo tiempo.

Entonces, un cuerpo de baile de hembras se reúne en las vastas llanuras de la reserva natural de Masái Mara para intentar conseguir a los mejores machos. Las hembras ganadoras tienen hasta doce parejas diferentes en un único y fogoso día. Y los antílopes no son los únicos que disfrutan del espectáculo.

Cuando son fértiles, las leonas se aparean hasta cien veces al día con un harén de leones, escribe Cooke. Solo el siete por ciento de las aves son monógamas. Un tipo de ave tropical abandona sus huevos y deja que el macho se ocupe de criarlos. También bajo el agua la mayoría de las hembras de los peces solo son «donantes de huevos», mientras un rebaño de padres solteros se ocupa de cuidar a las crías. Existen hembras alfa entre los chimpancés, las gallinas y las abejas, como se cuenta en *Hembras*. Hay matriarcas asesinas entre los suricatos que, por cuestión de celos, son capaces de matar a los hijos de sus hermanas, y algunas arañas devoran a sus amantes.

Qué raro, ¿no?

¿Ellas? ¿Dominantes, egoístas, promiscuas? ¿Podemos ser así durante la supersemana?

Lucy Cooke cree que muchos zoólogos hombres han pasado por alto estas verdades porque no podían o no querían encuadrarlas en el relato con el que pretendían representarnos.

Pero los estrógenos están infravalorados como factor desencadenante del sexo, e incluso se cree que son la hormona sexual primigenia. Eso afirma David Crews, profesor jubilado de Zoología y Psicología de la Universidad de Texas en Austin, Estados Unidos. En una entrevista con Lucy Cooke, afirma que «ella» es el sexo primigenio del planeta. Los primeros organismos que se reproducían en la Tierra hace seiscientos u ochocientos millones de años tienen que haber podido poner huevos, clonarse a sí mismos. La atracción y la posterior reproducción entre dos o más individuos no se hicieron realidad hasta que «él» apareció en escena, entre doscientos cincuenta y trescientos cincuenta millones de años después, afirma Crews.

Eh... así que si alguien fue creado de «la costilla» de alguien, fue él de la de ella.

Pero los biólogos y los teólogos no son los únicos que han estudiado a las hembras con gafas patriarcales. El relato aburrido y poco fantasioso del deseo de las mujeres y de su rol en la cama ha atravesado la investigación, los libros de texto y las películas hasta nuestros tiempos. Hace ya tiempo que los científicos están de acuerdo en que el hecho de que la testosterona de las mujeres[223] (que, como recordarás, sigue siendo una décima parte inferior a la de los hombres) se duplique durante la supersemana, sin duda, ayuda a aumentar el deseo sexual. Pero hay nuevos estudios que demuestran que el aumento de la libido se debe principalmente al enorme pico de estrógenos, que durante la supersemana pueden aumentar hasta un ochocientos por ciento en tres o cuatro días.[224]

La supersemana es, en general, un buen momento para mezclarse con la gente, organizar cenas, ir sola al centro, llamar al vecino o decirle a tu ligue que te gusta. ¿Por qué es así? ¿Y qué es lo que nos hace tan atractivas cuando ovulamos? Muchas nos las preguntamos. Hay quien cree tener la respuesta.

## El «vabbing» y la teoría de la rivalidad femenina

Olían a la vida cotidiana. Pero como un par de los muchos cientos de camisetas del experimento tenían un aroma a *pizza* o a cigarrillos, se retiraron. El resto —las camisetas que las mujeres que habían seguido con diligencia las instrucciones de no comer ajo, no llevar perfume y no compartir la cama con nadie— formó parte de una curiosa investigación olfativa. A lo largo de un mes de 2001, durante la ovulación y la regla, diecisiete mujeres se cambiaron de camiseta todas las noches y se pusieron otra limpia de algodón antes de dormir. Por la mañana, la camiseta de la noche anterior se guardaba a buen recaudo y se sellaba para evitar la «contaminación de olores».

Más tarde se abrieron las bolsas y cincuenta y dos hombres las olieron. ¿El resultado? La mayoría prefería las camisetas que las mujeres habían llevado puestas los días anteriores a la ovulación.[225]

El olor de la «explosión interna» es el olor de «la disponibilidad sexual». Un olisqueo y a la actividad en la amígdala del sistema límbico —el área del cerebro que se ocupa de las recompensas, la motivación y el cortejo sexual— le da un subidón.[226] Así lo demostró un estudio de 2020 en el que dieciocho hombres heterosexuales se tumbaron boca arriba en un escáner de resonancia magnética. Una vez allí, se les pidió de uno en uno que olieran el aroma de mujeres embarazadas o que estuvieran ovulando.

Los hombres no solo fueron capaces de identificar qué mujeres estaban embarazadas, pero su olor desencadenó actividad en el lóbulo frontal de los participantes, la parte del cerebro que, como tal vez recuerdes, se ocupa de la empatía y el comportamiento prosocial. A pesar de que el estudio era limitado, los científicos sugieren que los hombres heterosexuales pueden oler sin darse cuenta cuándo está ovulando una mujer. Varios de los hombres con los que he hablado a lo largo de los años en una sauna, en un aeropuerto o en una cena, no se sorprenderían. «Qué buenas están las mujeres cuando están ovulando! ¡Lo huelo, te lo juro!»

Cuando en 2023 unos científicos estadounidenses intentaron descubrir si la ovulación influía en los niveles de testosterona de los hombres, no encontraron ninguna diferencia.[227]

Pero ¿podría un aumento de la testosterona ser algo más que un aumento de la actividad en la amígdala?

Sea como sea, la forma de «comunicarse» que tiene el olor es emocionante, ya sea la nariz o cualquier otro órgano lo que registre esa «disponibilidad sexual».

El olfato a menudo se utiliza como una especie de mensajero invisible para la comunicación entre animales y sus danzas de apareamiento. Las feromonas son unas sustancias químicas (y también un poco místicas) de señalización bien conocidas, que se ha demostrado que afectan a los individuos de la misma especie. Sin embargo, no hay pruebas suficientes de que esto mismo nos ocurra a los seres humanos, declaró en 2022 un grupo de científicos del Instituto Karolinska y la Universidad de Pensilvania.[228]

Esto ha llevado a que muchos se pregunten: ¿qué vuelve tan irresistibles a las mujeres durante el pico de estrógenos? En Escocia, un equipo científico descubrió que la piel de más de cien mujeres blancas adquiría un tono más cálido y rojizo durante la ovulación.[229] Las mejillas sonrojadas suelen ser atractivas porque le indican al subconsciente que la persona que tenemos delante está sana y en forma. Los colores cálidos revelan indirectamente nuestra salud cardiovascular.

El pintalabios rojo tiene su razón de ser. Por no hablar de la simetría.

He oído que los bebés miran durante más tiempo los rostros simétricos. Tal vez sea más agradable descansar la vista en ellos. Que los seres humanos prefiramos las caras simétricas de forma intuitiva está más que comprobado.[230] Pero durante años los libros y los artículos de las revistas sobre los cambios en el ciclo corporal hacían referencia a un pequeño estudio de mediados de los años noventa. En él se afirmaba que las mujeres (en cualquier caso, las treinta que participaron en ese mismo estudio) tenían el rostro un treinta por ciento más simétrico durante la ovulación que el día anterior.[231] El resultado de este estudio de casi treinta años se cuestionó en un estudio similar de 2020. Entonces se utilizaron equipos fotográficos más tecnológicos y el doble de sujetos de prueba, y los resultados no fueron tan llamativos.[232] Los científicos no observaron que el rostro se «moviera». Más bien sugirieron que el hecho de que un rostro pueda resultar más atractivo durante la supersemana podría deberse a un cambio de tonalidad, haciendo referencia al estudio escocés.

No sé si mi cara «se mueve» y se vuelve más simétrica durante la supersemana, pero en ese momento del ciclo me siento más como un cachorro; los rasgos afilados se difuminan como si el espejo tuviera un filtro. Ahora que lo pienso, puede que en esos días también escoja camisas y camisetas con más escote.

Tres «científicas estrella» de la evolución humana, Martie Haselton, Kristina Durante y Sarah Hill, han llevado a cabo investigaciones sobre la ovulación y el comportamiento de las mujeres juntas y por separado durante los últimos veinte años. Han comprobado que las mujeres nos arreglamos y nos maquillamos más durante la supersemana. Al parecer, usamos ropa y maquillaje más sexis[233] y nos compramos más productos de lujo.[234]

Pero los científicos opinan que no lo hacemos para «pavonearnos» ante los hombres, (a quienes no parece importarles si un bolso es de Dior o del mercadillo), sino que se trata más bien de un intento inconsciente de aumentar nuestro estatus entre las mujeres con las que nos comparamos. Una especie de instinto sexual competitivo acentuado que busca ahuyentar a nuestras rivales. Un comportamiento un poco más pasivo-agresivo que el de los antílopes de la sabana keniana, se podría decir.

Puede haber un motivo por el que la que la ovulación femenina sea tan misteriosa y esté tan oculta, a diferencia de la de muchos animales. Si otras mujeres se enteran de que te encuentras en tu semana especial, las cosas pueden complicarse de repente. Tus rivales pueden ponerse celosas y volverse más agresivas contigo, según demuestra un estudio de 2021 sobre la selección sexual simulado por ordenador, con Martie Haselton a la cabeza.[235] Ella lo llama «la hipótesis de la rivalidad femenina» y opina que por eso podría resultarnos útil no «publicitar» demasiado que somos fértiles.

O quizá hacerlo de forma más sutil.

Hace un par de años a alguien se le ocurrió algo ingenioso (o desagradable, según se mire). Se llama «vabbing», y es una original estrategia que lo está petando en TikTok y en otras redes sociales.

La cosa consiste en frotar un poco de flujo vaginal inodoro entre las clavículas o detrás de las orejas unas horas antes de salir a la calle, un par de días antes de la ovulación. Pero solo en ese momento del ciclo y en ningún otro. El truco está en usar la humedad del moco cervical, que no huele a nada perceptible para el olfato, pero tal vez sí para el cerebro. Si haces el experimento durante el resto del mes, cuando no hay moco cervical, probablemente termines paseándote por la calle oliendo a vagina. Pero si lo haces en el momento adecuado, es posible que algunos hombres se sientan especialmente atraídos por tu «perfume privado» que no huele a nada y que no está enmascarado con flores de azahar árabe del *duty free*. Ese otro perfume puedes guardarlo para los días previos y para cuando tengas la regla, por ejemplo.

Muchas mujeres creen que el «vabbing» funciona de maravilla, yo incluida. En nombre de la investigación, lo probé el día 12... en cuatro ocasiones. Y puedo anunciar el resultado: Eh... ¡cuatro de cuatro!

Que tengamos más éxito en las citas o liguemos más en la supersemana se basa principalmente en una confianza inconsciente en una misma. Y también en una autoconfianza consciente cuando sé de antemano lo que me sucede, cuando siento mi amanecer interior. Todo se refuerza. Durante el pico de la supersemana puedo caminar por la calle sonriendo sin motivo alguno. Si veo una cara que me está mirando, probablemente también me sonría, porque habrá visto que estoy feliz. Y ahí empieza todo. Me atrevo a mantener la mirada del otro durante dos segundos más de lo normal: uno de los signos más claros del flirteo.

Una mirada que dice: estoy lista. Tengo ganas. Si es que quiero. Si es que me atrevo.

Y en estos días sí que me atrevo.

Me ayuda pensar que enseguida llegará un par de días en los que lo único que me apetecerá es estar tirada en el sofá o en una butaca. En los que daré demasiadas vueltas a un mensaje del tío que me gusta. O en los que pensaré que mi existencia a los sesenta años no va a tener sentido si no tengo nietos. Días en los que me sentiré como si me faltara la piel y me costará respirar como es debido. Por eso aprovecho al máximo la supersemana y tiro para delante.

Me atrevo porque sé que un rechazo no afectará tanto a mi ego como lo haría dos semanas más tarde. Así que en ese momento me importa un comino.

Una vez me atreví a autoinvitarme a la fiesta de cumpleaños del rey Carlos de Inglaterra en el jardín de la embajada británica en Oslo. Esa misma noche, le confesé a un presentador de noticias semifamoso que me crucé por casualidad que llevaba meses pillada por él. Al final conseguí entrar en la fiesta real, pero no en la casa del presentador. ¡En fin! No pasa nada. ¿Me habría atrevido a hacer eso mismo semana y media más tarde? Lo dudo. Pero tanto el presentador como yo ya nos hemos olvidado del tema.

La idea de que nos sentimos más atractivas cuando ovulamos se reforzó en 2021 cuando unas novecientas mujeres participaron en un estudio *online* alemán.[236] Los científicos concluyeron con «pruebas contundentes» que las mujeres nos sentimos más sexis y atractivas durante la ovulación. También descubrieron que nos sentimos subjetivamente más felices y seguras, lo que en sí mismo podría hacernos más deseables. Y por si eso no fuera suficiente: nos movemos de forma más sugerente.[237]

Cuando doscientas mujeres francesas caminaron por un largo pasillo, conscientes de que formaban parte de un estudio, pero sin darse cuenta de que las estaban grabando y que estaban examinando su forma de andar, los hombres opinaron que las mujeres que estaban a punto de ovular caminaban de forma más sensual. Las mujeres que estaban ovulando, por su parte, caminaban más despacio de manera inconsciente al pasar junto a un hombre.[238]

Nora lleva casi seis años con su novio. Me dice que se acuestan más a menudo durante la supersemana.[239] Pero él no sabe que ella fantasea con otros hombres cuando lo hacen. Me cuenta que lleva años viviendo una especie de vida paralela. Y no estamos hablando de tipos como Jon Hamm o Zayn Malik, sino de hombres aleatorios que conoce en la vida real. El padre de un compañero de clase de su hijo, un amor platónico del instituto. Nora puede pasarse la mitad del día fantaseando con escenarios románticos que ella misma se inventa. Ahora que tiene una relación seria, le da un poco de miedo toparse con uno de sus objetos de deseo el día 12 del ciclo comprando leche en el súper. Porque, ¿y si no puede evitar proponer un encuentro sexual en el aparcamiento más cercano?

Las mujeres somos más propensas a ser infieles durante la supersemana. Así lo demostró uno de los primeros estudios de Martie Haselton, que también concluyó que nos acostamos más con nuestra pareja en esos días.

Nora nunca ha sido infiel y tampoco tiene planes de serlo. Pero espera con emoción «ese calorcito» y volver a sentirse «genial». Porque el escape mensual de la realidad le ayuda a lidiar con lo que ocurre delante de sus ojos, no detrás.

Pero ese refuerzo mensual no da ningún resultado si usas anticonceptivos hormonales. Tu cuerpo cree que estás embarazada todo el rato. Si consumes anticonceptivos sintéticos, no experimentas un aumento de la libido[240] ni te sientes más atrevida, como les ocurre a las mujeres con un ciclo natural. Esto lo demostró, entre otras cosas, un estudio de casos y controles alemán en el que participaron más de mil mujeres en 2021.

Hace años que no tomo la píldora ni uso un anillo anticonceptivo. Así que, cuando decidí comprobar cómo sería volver a la anticoncepción hormonal, la gran pregunta que me hice fue: ¿me perderé la supersemana?

## Robo declarado: la supersemana

Cuando tenía veinte años, me mudé a una casa de madera de color rojo fresa junto al fiordo de Trondheim. Me fui a vivir con mi primer novio, Thomas, e inevitablemente ocurrieron dos cosas: que fuimos juntos en autobús a Ikea un sábado por la mañana para comprar platos y cortinas, y que empecé a tomar la píldora. «Todas» las que no quieren quedarse embarazadas la toman. Un año después de empezar a tomar la píldora, había engordado ocho kilos y todo me molestaba. Así que la dejé. Y volví a ser yo. Al menos tal y como yo me recordaba.

Así fue como descubrí el parche anticonceptivo, un cuadradito que Thomas me pegaba detrás de un hombro una vez al mes. Pero estas hormonas sintéticas que absorbía a través de la piel me deprimían. Así que las dejé.

Cuando rompí con Thomas tras cuatro años de relación, dejé de usar anticonceptivos hormonales durante una década. Luego los retomé a los treinta y algo, cuando empecé a salir con David en Nueva York. Entonces fue cuando oí hablar del anillo. Una alternativa con un nivel aún más bajo de hormonas artificiales que no tenía agotadores efectos secundarios. Más adelante, cuando lo dejé también con David, pasé diez años más con ciclos naturales. Me sentía mejor así, aunque no sabía muy bien por qué.

Ahora, a mis cuarenta y pocos, sigo siendo una mujer soltera que menstrúa de forma natural. Pero por mucho que haya estudiado mi ciclo durante los últimos años, en mi cuarta (y más impredecible) década, quise intentar registrar mi «no-ciclo». Así que decidí probar otra vez el anillo durante unos meses, para ver cómo reaccionaba.

«Va a salir bien», pensé mientras me colocaba esa goma tan parecida a la pulsera de un parque acuático el primer día de regla, como hay que hacer. La última vez salió bien, ¿no?

Algunos estudios han demostrado que algunos preparados de hormonas sintéticas pueden producir ansiedad[241] y disminución del deseo sexual[242] (un pequeño estudio italiano llevado a cabo en 2014 demostró que el clítoris puede incluso encogerse).[243] Pero aún no lo sabemos todo sobre los efectos que pueden tener estos productos. La industria anticonceptiva ha crecido muchísimo durante los últimos sesenta años y, sin duda, entran en juego diversos intereses económicos, políticos, científicos y feministas. Se ha invertido gran cantidad de dinero, pero se han llevado a cabo muy pocos estudios independientes a gran escala.

Esto último está cambiando.

Un estudio sueco de 2023 en el que participaron más de doscientas cincuenta mil mujeres demostró que existe una relación entre el uso de la píldora y la depresión.[244] Mujeres que nunca han tenido problemas de sueño ni ansiedad podrían correr el riesgo de sufrir ambas cosas por el uso del DIU, cuyo principio activo es levonorgestrel, como se reveló en un exhaustivo estudio británico en 2018.[245] En Dinamarca también hay estudios que están ensombreciendo lo que en principio eran nuestros aliados. Después de observar a medio millón de mujeres durante varios años, los científicos han encontrado una relación clara entre la depresión y los intentos de suicidio de las chicas jóvenes que usan anticonceptivos hormonales.[246] De las participantes en el estudio que intentaron acabar con su propia vida, la mayoría lo hicieron dos meses más tarde de empezar a usar anticonceptivos hormonales. En un estudio de 2023 en el que participaron más de cuatro mil mujeres británicas, el setenta y siete por ciento de ellas dijeron haber sufrido algún tipo de efecto secundario de la píldora[247]. Una tercera parte dejó de tomarla.

En Instagram y TikTok se habla mucho de los efectos secundarios de las hormonas sintéticas. Pero la información de las redes sociales puede ser errónea y peligrosa. Sobre todo TikTok está lleno de *influencers* que advierten del peligro de todos los anticonceptivos hormonales. En Noruega, los profesionales de la salud alertan contra estas advertencias y señalan un aumento del número de abortos.[248]

Aun así, el uso de los anticonceptivos hormonales (excepto el DIU) ha disminuido gradualmente entre las mujeres noruegas desde el pico de prescripciones que tuvo lugar en 2016.[249] Parece que esta tendencia se está extendiendo también en otros países.[250] Las chicas noruegas muy jóvenes, de entre diez y catorce años, por el contrario, toman pastillas como nunca.[251] En este grupo de edad, el uso ha aumentado en un ciento veinticinco por ciento en los últimos diez años. En Suecia ocurre lo mismo, principalmente porque las jóvenes quieren dejar de sangrar y de sentir dolor, como han declarado ante la prensa sueca.[252]

Aunque cada vez más mujeres adultas van por la vida al natural, no me parece fácil ni seguro dejar de usar protección. Y la pregunta que más me hacen últimamente es la siguiente: «¿Las mujeres que tomamos anticonceptivos hormonales también tenemos supersemana?». Para obtener una respuesta real, tendrás que volver a clase conmigo. Algunos anticonceptivos hormonales pueden hacer que tengas una «sensación primaveral» una vez al mes. Otros desactivan por completo la sensación de felicidad. Durante mucho tiempo pensé que la píldora, el anillo y los parches servían más o menos para lo mismo. Que las opciones se basaban sobre todo en las preferencias personales por cuestiones de comodidad y colocación. Pero no es así.

Los anticonceptivos hormonales se dividen en dos grandes grupos: ¿contienen estrógenos sintéticos o no? Uno de los grupos incluye el anillo anticonceptivo, la píldora y el parche, que combinan estrógenos y progesterona sintéticos. Engañan al cuerpo haciéndole creer que ya tiene suficiente de ambas hormonas, por lo que el cerebro no libera la hormona folículoestimulante que se ocupa del crecimiento de los óvulos y la producción de estrógenos reales. Los óvulos entran en una especie de coma artificial, pero siguen muriendo. Es decir, no «ahorras» ningún óvulo si tomas la píldora.

Vale, ahora veamos el otro tipo de anticonceptivos hormonales, entre los que se encuentran el DIU, la inyección anticonceptiva, el implante anticonceptivo y las minipíldoras. Estos solo contienen progesterona sintética o progestina. La función de varios de estos dispositivos no es impedir la ovulación, sino crear un ambiente insoportable en el útero para que los espermatozoides no puedan llegar al óvulo. Cuando utilizas estos anticonceptivos, los óvulos pueden crecer un poco, pero más despacio,[253] y son de peor calidad, pero como la ovulación no se frena por completo, puedes tener una minisupersemana. Al menos con preparaciones con dosis bajas, como la mayoría de los DIU y las minipíldoras.[254]

Es una buena noticia.

Mi experimento personal con la píldora no tuvo un final tan feliz. Alrededor del día cinco del segundo mes de prueba, justo antes de la supersemana, me sentí excepcionalmente preocupada. Lloré un poco y me pasé la noche sudando sin motivo aparente. Me sorprendió, ya que unos años antes, con el mismo anillo del mismo fabricante, no tuve ningún efecto secundario. Los días siguientes pensé que la reacción sería sencillamente «la vida». Era posible. Pero durante los siete días de la que se suponía que sería mi supersemana, no tuve ni una pizca de la energía que suelo sentir. Además, a mitad de mi ciclo, cuando debería estar ovulando, estaba completamente impasible. Mi estado general era bastante decente, pero nunca espectacular.

¡Me había quedado sin supersemana!

Lo que ocurre cuando los anticonceptivos hormonales desactivan tus hormonas naturales y las sustituyen por hormonas sintéticas es que la gráfica hormonal se vuelve plana. De manera natural, por el contrario, los niveles hormonales suben y bajan a lo largo del mes.

Con anticonceptivos hormonales que contienen tanto estrógenos como progesterona sintéticos, no tienes un ciclo normal. Tampoco hay supersemana. Aun así, la vida puede parecer maravillosa, claro, aunque sin una dosis extra de estrógenos naturales. Pero ¡escucha! Si decides sustituir la píldora por un placebo durante una semana o haces una pausa entre dos anillos, tu cuerpo tendrá un pequeño descanso y empezará a producir estrógenos de nuevo. Entonces podrías sentir la «primavera» antes de que se te corte el suministro de estrógenos al retirar la píldora, el anillo o el parche siete días más tarde.

Que yo me quedara sin supersemana no significa que a ti te vaya a pasar lo mismo. A muchas mujeres que empiezan a usar anticonceptivos hormonales y siguen usándolos les va fenomenal. Todas tenemos reacciones muy distintas. Como reacciones tú a esa «ayudita hormonal» depende, por ejemplo, de tus genes y tu metabolismo, es decir, en la facilidad que tengas para expulsar distintas sustancias superfluas del cuerpo, como la cafeína y el exceso de estrógenos. Para la mayoría de las mujeres, los medios de prevención hormonal son seguros,[255] y los posibles efectos secundarios suelen desaparecer a los tres meses.[256]

Los anticonceptivos hormonales también pueden tener un efecto antidepresivo y aligerar los días previos a la menstruación de quienes padecen TDPM.[257] Algunos anticonceptivos pueden ayudar a estabilizar las fluctuaciones hormonales naturales, que resultan agotadoras, pero para quienes ya tenemos un equilibrio hormonal normal, las sustancias sintéticas pueden anular multitud de efectos beneficiosos.

Al mismo tiempo, los preparados se actualizan constantemente.[258] Y, aunque es más probable que las píldoras anticonceptivas que contienen ambas hormonas afecten a los nervios[259] y las que no tienen estrógenos sean más propensas a causar depresión,[260] el futuro parece más amable. Matemáticos de universidades estadounidenses y danesas demostraron en 2023 que algunos anticonceptivos pueden evitar el embarazo igual de bien a pesar de que la «hormonas» de los productos se hayan reducido entre la friolera de un cuarenta y tres y un noventa y dos por ciento.[261]

Esperé mucho tiempo. Pero el anillo anticonceptivo y yo nunca volvimos a ser amigos. Noche tras noche, me quedaba despierta en posición fetal bajo las sábanas, rascándome con violencia por la repentina sequedad vaginal. Igual de repentina fue la pérdida del deseo sexual que sentía por el bombero danés que acababa de conocer. Ya no podía más. En mitad de la noche, una semana antes de que tuviera que sacarme el anillo y tomarme una pausa de siete días, me destapé con ímpetu, inquieta como una libélula tropical. Me saqué la «pulsera de goma» y la tiré a la papelera del baño. Después me quedé dormida.

Existen métodos de planificación familiar sin hormonas: el DIU de cobre, los preservativos, las cremas espermicidas o el subestimado diafragma. Como alternativa, podrías considerar tomarte en serio el seguimiento de tu ovulación. Este método, del que esperamos que hayas aprendido mucho en este libro, es cada vez más conocido, e irónicamente se lo debemos al Vaticano.

## Hacerlo al estilo católico

La gente puede pensar mil cosas sobre la Iglesia católica, pero hay algo que se le da especialmente bien: ayudar a las mujeres a tener relaciones sexuales. O, en cualquier caso, a tener sexo seguro sin usar métodos de prevención. Mientras Aretha Franklin era la reina del verano de 1968 con «Respect», el papa Pablo VI escribía su *Humana Vitae*: una especie de boletín a la antigua usanza dirigido a todos los católicos del mundo y a cualquier persona que sintiera curiosidad. Durante cuatro años, la Iglesia católica se habría dedicado a estudiar una de las innovaciones más importantes de la época: la píldora anticonceptiva. La Iglesia ya había expresado su rechazo a los preservativos y al aborto hacía mucho tiempo y ya había llegado el momento de revelar su postura sobre la píldora.

La carta del papa se leyó en alto en una rueda de prensa en Roma,[262] y así fue como todo el mundo se enteró de que la Iglesia había adoptado una postura negativa hacia todos los anticonceptivos artificiales. Esas declaraciones causaron indignación entre feministas y políticos, sobre todo en Estados Unidos. Porque ¿y ahora qué? ¿Qué tendrían que hacer las mujeres católicas para no quedarse embarazadas constantemente? Si bien el papa rechazaba la píldora, la rueda de prensa se convirtió en una llamada para que los científicos del mundo investigaran más sobre los ciclos naturales de las mujeres.[263]

«A los hombres de ciencia», decía el principio de uno de los fragmentos en los que el papa los animaba específicamente a usar «la investigación científica para estudiar los ritmos naturales» y así encontrar una base segura para «limitar la procreación desde la castidad».[264]

Y los hombres se pusieron manos a la obra. El papa Pablo VI no tardaría en dar por bueno un «santo freno de bebés»: la PFN (planificación familiar natural). Esto ayudó a sentar las bases de las herramientas que las mujeres de hoy podemos usar para identificar nuestra supersemana. Cuando las mujeres empezaron a examinarse la ropa interior para saber cuál era su ventana de fertilidad, dejaron de mantener relaciones sexuales durante esos días.

La Iglesia católica se encargó de apoyar una investigación masiva sobre lo que hoy ayuda a muchas personas a seguir su ciclo: el moco cervical fértil.

Pero había un pequeño detalle: solo las parejas católicas casadas podían obtener esa información.

Por suerte, algunas mujeres y hombres católicos un poco más descarados sintieron la necesidad de compartir sus conocimientos con otras personas, solteros incluidos. A lo largo de los años ochenta, surgieron distintas variantes con nombres como método Justisse o Sensiplan, que más o menos vienen a consistir en lo mismo: conocer el ritmo del propio ciclo y analizar el propio moco cervical. Esto ahora se conoce como conocimiento de la fertilidad, o comprensión de la fertilidad, que también es el título de un libro escrito por la experta en ciclos menstruales Jenny Koos, una mujer sueca que se graduó en la academia del método Justisse de Canadá.

Al hablar sobre los ciclos naturales y comprender la fertilidad, Koos ha contribuido, desde su posición mediática, a que varias pacientes suecas se sientan «más cansadas» durante los últimos años. Las mujeres han empezado a exigir a los médicos información completa, más clara y más precisa sobre las hormonas y sobre el ciclo menstrual. Una mujer mejor informada es una paciente más difícil en un sistema de salud que se está quedando obsoleto. Pero Koos señala que es importante que más mujeres aprendan más sobre los métodos de seguimiento del ciclo para entender mejor su propio cuerpo, a pesar de que esto suponga que haya quien gane menos dinero. Koos opina que las mujeres tendrán una mayor libertad económica si se conocen mejor a sí mismas sin artilugios innecesarios, y tal vez incluso si aprenden a depender menos de la anticoncepción hormonal.

Es absurdo que esta forma de tener sexo seguro aún no se explique como una opción en los colegios, afirma Siri Kalla, otra experta sueca en el ciclo menstrual. «Contamos con más de cincuenta años de investigación que demuestran que la anticoncepción natural cuidadosamente implementada puede ser al menos tan segura como las píldoras anticonceptivas y los preservativos», afirma.[265]

Porque el conocimiento de cómo funciona la fertilidad es un método reconocido.

En 1981, la «planificación familiar natural» recibió el visto bueno de la Organización Mundial de la Salud (OMS), que examinó a más de ochocientas cincuenta mujeres en cinco países diferentes en el primer estudio de evaluación internacional que se ha llevado a cabo sobre el tema. Descubrieron que un noventa y tres por ciento de las mujeres podían identificar los síntomas que diferencian las fases fértiles de las no fértiles del ciclo.[266] La OMS opinaba que las mujeres podían usar esos conocimientos sobre la fertilidad para descubrir cuándo estaban a punto de ovular.[267]

Evitar quedarse embarazada a través del estudio de la fertilidad requiere mucho tiempo, una dedicación extrema y un conocimiento profundo del propio cuerpo. Quizá el método ofrecería más beneficios si le diéramos la vuelta. Usar los conocimientos sobre la fertilidad y la supersemana para aumentar las posibilidades de lograr precisamente su propósito: quedarse embarazada.

Sería inteligente saber que nuestros óvulos, transparentes, con una superficie rugosa y redondos como pelotas de golf, no son en absoluto pasivos. El óvulo es como un pequeño cerebro en sí mismo. Con voluntad propia.

## 1+1=3

La legendaria serie de NRK sobre el cuerpo humano *Kroppen*, de 1981, aún se usa en los colegios de Noruega, o eso me han contado. Pero un joven Trond Viggo Torgersen, como muchos otros después de él, transmitió algo profundamente erróneo. «El óvulo está esperando allí quieto», dijo el médico de la tele y después echó a correr con unos largos trozos de cuerda blanca que se suponía que representaban a los espermatozoides.

Pero el óvulo no está flotando en una nube rosa en la tripa mientras espera pacientemente a un ejército de espermatozoides ansiosos. Cuando se libera el óvulo, se encuentra en constante movimiento. ¿Y los espermatozoides? Se encuentran varios obstáculos por el camino. Solo un par de miles[268] de los cerca de trescientos millones de espermatozoides expulsados tiene la fuerza suficiente para cruzar el cuello del útero y llegar más allá,[269] y solo unos pocos cientos de ellos llegan a una de las trompas de Falopio, de aproximadamente doce centímetros de largo: el túnel del amor donde tiene lugar la fecundación. Una zona del mar interior que estudios recientes describen más como un laberinto que como un túnel.[270]

A pesar de que el esperma se expulsa a una velocidad de cuarenta y cinco kilómetros por hora, tampoco es que los espermatozoides naden tan rápido. Quizá porque también ruedan y dan tumbos por el camino.[271] Pueden tardar un día entero en llegar a las trompas de Falopio. O veinte minutos.[272] Como ocurre con muchos otros aspectos de la reproducción, no hay una solución universal. En el *Store norske leksikon*, la gran enciclopedia noruega, se afirma que el recorrido de los espermatozoides puede durar diez minutos, mientras que la primera respuesta que nos devuelve Google sitúa esa duración en unos cuarenta y cinco minutos. El libro *Poder menstrual*, por su parte, dice que los espermatozoides pueden tardar entre dos y siete horas en alcanzar su objetivo. En cualquier caso, los espermatozoides necesitan toda la ayuda que puedan conseguir, y es probable que por eso el cérvix se desplace un poco hacia adentro y hacia arriba antes de la ovulación. Para acortar el recorrido.

Normalmente, nada puede atravesar la estrecha abertura del cuello uterino, el «techo», la parte interna de la vagina y la puerta de entrada al útero. Ni los tampones ni los penes ni los dildos ni los dedos pueden atravesarla. Tiene el tamaño justo para que los diminutos espermatozoides puedan entrar por ella. Pero, como recordarás, el moco cervical fértil se ocupa de la supervivencia de la mayoría de ellos.[273] El semen y el moco cervical tienen el mismo pH, ¿verdad? Y cuando el moco cervical aparece, también forma una especie de «autopista» jabonosa, protectora y rica en vitaminas para los espermatozoides.[274] Así, los espermatozoides semiciegos tienen un «piscolabis» que les permite orientarse en la oscuridad con mayor facilidad y rapidez.

Pero el moco cervical es mucho más que eso.

Existen varias versiones de este fluido, con tareas totalmente opuestas.

Acompáñanos al inicio del ciclo menstrual: los días de sangrado, los óvulos se desarrollan y aún no estamos en la supersemana. En ese momento, unas pequeñas cavidades —como criptas egipcias apiladas una sobre otra— dentro del estrecho cuello uterino empiezan a producir una secreción espesa e impermeable.[275] Parecen un tapón hecho de queso de untar, y su función principal es cerrar la puerta del útero para impedir el paso de los espermatozoides.[276] Una especie de diafragma gratuito, podría decirse. Pero cuando comienza la supersemana, el moco cervical fértil, el rey de todos los tipos de flujo, toma las riendas. Es tan resbaladizo que consigue aflojar el tapón para permitir que el cuello del útero, que lleva unos días cerrado, se abra y deje paso a cualquier espermatozoide.

Cuando cientos de ellos llegan sanos y salvos a un oviducto, se aferran a las paredes redondeadas y esperan con mucha paciencia. Sin embargo, solo pueden resistir un máximo de cinco días antes de rendirse. A menos que aparezca el huevo de oro.

Esa es tu ventana fértil: seis días.[277] Cinco en los que el esperma puede sobrevivir, más el día que vive el óvulo. Y se llama ventana, porque apenas unos días después de la ovulación, se forma un nuevo tipo de tapón: el tapón mucoso, que es aún más espeso e impermeable que el primero. Ahora bien, dado que existe la posibilidad de embarazo, es importante que ningún cuerpo extraño entre en el lugar donde vivirá el bebé. Si te quedas embarazada, ese tapón se quedará allí hasta que te pongas de parto. Si no, la regla se filtrará a través de él y ni siquiera lo notarás.

Así que no, no puedes quedarte embarazada durante todo el ciclo, como algunas aprendimos en el colegio.

Además de esa ventana fértil, o bien tendrás algún tipo de tapón que impida que los espermatozoides lleguen a las trompas de Falopio, o bien la ovulación aún no se habrá producido. También puede suceder que el óvulo anterior esté muerto, ya fecundado, o que el siguiente aún no haya eclosionado.

Esther, que estuvo mucho tiempo intentando quedarse embarazada de su segundo hijo, está muy familiarizada con esta ventanita. Y sabe bien que todo ello puede ser una prueba de paciencia. ¿Podrás esperar? Estamos intentando quedarnos embarazadas, pero aún queda mucho camino por recorrer.

Vale, algunos cientos de espermatozoides están dentro. Y si, por casualidad, El Óvulo hubiera empezado su camino por las trompas de Falopio el mismo día en que los espermatozoides se encuentren a la vuelta de la esquina, estos nadarán hacia él. Y empezará el baile. Si el óvulo quiere. Porque es el propio óvulo quien decide qué espermatozoide puede acercarse a él.[278]

Mediante señales químicas específicas, el óvulo crea una pequeña carrera de orientación, un camino sembrado de «migas de pan» biológicas. Solo los espermatozoides que consigan resolver los acertijos tendrán la oportunidad de romper la cáscara, como se demostró en un nuevo estudio llevado a cabo en Suecia e Inglaterra en 2020. En este momento es cuando de verdad empieza la carrera por ser el primero. Una vez que el óvulo y el espermatozoide idóneo se han encontrado, un «casco» rígido se cerrará inmediatamente alrededor de los dos, que ya se han convertido en uno solo. Ningún otro espermatozoide tendrá la oportunidad de entrar y aguarles la fiesta[279] (los gemelos idénticos también comienzan su vida dentro del mismo óvulo fecundado, que posteriormente se dividirá en dos). Enseguida, el próximo reto del conjunto de células será penetrar la pared mucosa rica en nutrientes que tanto Beyoncé como Sissel han ayudado a construir.

Esta pared o membrana gruesa compuesta de genes, células madre y vitaminas sienta las bases para crear la placenta, tanto si te quedas embarazada como si no. Por lo tanto, la membrana es un órgano temporal que creamos cada mes. Si no empieza a crecer un bebé en nuestro interior, una vez al mes expulsamos ese órgano temporal y a ese proceso se le llama menstruación.

Si busco «menstruación» en internet, Google me devuelve quinientos millones de resultados. El término «moco cervical», mil doscientos. ¿Una palabra cualquiera que tenga cinco veces más resultados?

Manatí.

El moco cervical es una pieza extremadamente infravalorada del relato de la existencia humana. ¿Qué llegó antes: el huevo o la gallina? En cualquier caso, el moco cervical viene antes que el óvulo.

Y la persona que descubrió todo esto fue un hombre casado y con cuatro hijos llamado Erik.

## Moco cervical: no tiene por qué ser asqueroso

En una antigua mansión con cuadros de punto de cruz en la cocina, había una vez, no hace mucho tiempo, un médico, científico y profesor llamado doctor Erik. Vivía a las afueras de Umeå, en Suecia, y había dedicado su vida entera al moco cervical.

El pionero olvidado había empezado a estudiar el moco cervical en 1949[280] —mucho antes de que el papa se interesara por ese tema— y descubrió que esta sustancia gelatinosa vibraba de alguna manera. En la misma frecuencia que la larga cola de los espermatozoides. Por lo tanto, descubrió que el moco cervical y el esperma son mejores amigos y les encanta el *shake, shake, shake,* como canta Taylor Swift. Fue Erik Odeblad quien usó la metáfora de las «criptas egipcias» para describir las cavidades donde se produce cada tipo de moco cervical. Y fue Odeblad quien verificó el que, probablemente, sea el método de conocimiento de la fertilidad más conocido en el mundo:[281] el método Billings, que toma su nombre de John y Evelyn Billings, una pareja de médicos australianos que, al igual que Odeblad, estudiaron y dieron clase sobre el moco cervical fértil en la década de 1950.[282]

Tras examinar litros de moco cervical de mujeres suecas durante varias décadas, en 1994 el profesor presentó una investigación que demostraba que nuestras secreciones vaginales cambian radicalmente a lo largo del mes.[283]

Cuando leí el informe de Odeblad, escrito con una vieja máquina de escribir, me eché a llorar. Era como si hubiera descubierto los Manuscritos del Mar Muerto, una serie de documentos antiquísimos, aún sin descubrir, que explican el universo y la vida misma. El informe es técnico y complicado, pero el motivo por el que me conmovió tanto un documento sobre el moco cervical que me senté a leer en Nochebuena, entre colinabos y cubiertos de plata recién pulida, fue porque me hizo darme cuenta de lo increíblemente mágico que es el cuerpo de las mujeres.

Que una sustancia que «nadie» quiere tocar pueda ser tan maravillosa. Que el moco cervical, siempre elástico y maleable, sea tan inteligente que primero consiste en una serie de diminutas estructuras caóticas, como «barreras puntiagudas», para impedir la entrada del esperma. Antes de que llegue la supersemana, el moco se organiza. Ya no es caótico.

Los pinchos se convierten en líneas rectas que crean «caminos vibrantes» para ayudar al esperma a avanzar hasta el útero.[284] Es una locura.

El moco cervical fértil, además, está programado para buscar y encontrar espermatozoides frágiles o dañados, y encapsularlos.[285] Imagínate unos espermatozoides viscosos, flácidos y deteriorados, congelados de repente por la «pistola de hielo» del moco cervical como en una caricatura de ciencia ficción. ¡El moco impide que los espermatozoides zombis lleguen al óvulo!

El moco cervical no tiene por qué ser asqueroso.

Cuando Jenny Koos terminó sus dos años de formación en fertilidad en Canadá, sus profesores le aseguraron que su tesis sería aprobada si conseguía la firma del profesor Erik Odeblad. Koos llamó al sueco, que era viudo y tenía noventa y seis años, y él la invitó inmediatamente a Umeå.

Koos me cuenta que Odeblad era muy activo. Le ofreció unos bocadillos y tocó el piano para ella. Después de leer, aprobar y firmar su trabajo la invitó a subir a su despacho del piso de arriba.

«Me quedé muerta», dice Koos. Porque allí, entre instrumentos polvorientos, libros y la vieja máquina de escribir en la que él escribió su artículo en 1994, Odeblad sacó una especie de archivo del moco cervical.

En viejas cajas de madera había varios cientos de muestras de secreciones entre dos placas de vidrio. Cada muestra estaba bien guardada en la caja con la fecha anotada. Escrito a mano con tinta estaba el momento exacto del ciclo en el que se encontraban las mujeres y qué tipo de secreción tenían.

Odeblad no tenía ni idea de lo importante que había sido su investigación para muchas mujeres, me dice Koos. Lo que más le preocupaba era que la «planificación familiar natural», como él la llamaba, hubiera podido tener como resultado muchos embarazos no deseados. La investigación sobre el moco cervical de Erik Odeblad es muy conocida a nivel mundial pero pocas personas en Escandinavia la han elogiado como se merece. Sin embargo, sin Odeblad puede que gran parte del conocimiento que hoy tenemos sobre la fertilidad no existiera. Visto así, el hombre tendría que haber recibido una medalla por lo menos, pero era una figura humilde que solo hablaba en alto de sus hallazgos en clase, ante sus alumnos.[286]

Tras su muerte en 2019, unas jóvenes investigadoras feministas suecas, como ellas mismas se hacen llamar, han continuado su legado académico. Nadia Campo Woytuk y un equipo del Real Instituto de Tecnología de Estocolmo, la misma institución donde se formó Odeblad, también investigan el moco cervical. Su objetivo es brindar a las mujeres una herramienta para saber cuándo ovulan, de la forma más sencilla posible. Quieren que las mujeres tengan la posibilidad de sentirse más seguras a la hora de observar y tocar sus propios fluidos corporales. Comprender cuándo están ovulando sin tener que meterse nada en la vagina.

Porque también es posible introducirse una bolita en forma de huevo, un artilugio de Femtech que te comunica el espesor de tu moco cervical, y por tanto cuánto tiempo te queda para ovular. Lo que Woytuk y su equipo han creado es un sensor que se coloca en un dedo,[287] una especie de «capucha para el dedo índice». También rastrea datos íntimos, pero de una manera menos médica e impersonal.

Y sin usar aplicaciones. Un «alargamiento del cuerpo propio de un cíborg» que mide la resistencia eléctrica del moco cervical.

Si recuerdas las clases de química del cole, sabrás que cuanta más agua y más sal tenga una sustancia, más eléctrica será. Bueno, pues resulta que el moco fértil conduce mejor la electricidad a medida que avanza la supersemana. La resistencia eléctrica está en su punto más bajo durante la ovulación. Así, la «capucha de dedo» sueca puede señalar literalmente el día exacto de la ovulación, algo que históricamente no ha sido fácil de lograr. Ni para los profesionales de la salud ni para las aplicaciones ni para una misma. Pero cuanto más sepamos sobre cómo funciona nuestro cuerpo, más amplio será el mundo nuevo que se abra ante nosotras.

Uno más libre, más sano y más divertido, me atrevería a afirmar.

«En una sociedad patriarcal, los hombres siempre han pensado que si las mujeres tuvieran el control de su propia reproducción, también obtendrían lo impensable: el control de su propia sexualidad.»[288] Esto lo dijo hace una década[289] en un discurso para la OMS el científico y profesor de Ginecología Mahmoud Fathalla, uno de los mayores defensores de los derechos de las mujeres, que murió en 2023.

Durante milenios, el conocimiento y la libertad se han percibido como una amenaza al *statu quo*. Es muy posible que el patriarcado entendiera que la minibomba interior de las mujeres contenía tanta fuerza y peligro potencial que, si fuéramos conscientes del poder de la ovulación, nos haríamos dueñas del mundo.

Lo que yo creo es que las mujeres deberíamos usar el poder de la ovulación y todas nuestras supersemanas para crear burbujas sociales, tanto de manera consciente como inconsciente. Comunidades aún más inclusivas, seguras y creativas para todo el mundo.

# EL CÍRCULO NO SE HA CERRADO

Conocer mejor mi ciclo menstrual me ha hecho conocerme mejor a mí misma. He pelado una capa que no sabía que tenía. Tengo el corazón más tranquilo, la mente más firme y soy más optimista con el cambio natural que pronto llegará: la menopausia. Planifico mejor, a menudo digo que no, me dicen que sí más veces, me castigo menos, sonrío más cuando me miro al espejo.

Es genial haber descubierto que los días buenos compensan con creces los días malos. La supersemana me ha regalado una vida más plena, más sana y más predecible. Aunque suene melodramático, estos descubrimientos me han cambiado la vida. Miro la sociedad, mi pasado y mi futuro con otros ojos. Me hacen ilusión los viajes, tanto en los momentos bajos como en los momentos álgidos del ciclo, y sigo esforzándome y aprendiendo a escuchar las señales sutiles de mi cuerpo y a observar sus cambios físicos, lo que me permite planificar mejor o tomar precauciones «leyéndome a mí misma». ¿Y te acuerdas de Victoria? La que estaba harta de mis preguntas. Pues resulta que el otro día se sorprendió a sí misma diciéndole a una amiga lo siguiente: «Vale, pero ¿en qué parte del ciclo estás?».

A pesar de que comprender el ciclo me ha dado muchas cosas, no estoy dispuesta a dejarme guiar solo por eso. Me niego a ver el seguimiento del ciclo menstrual como una cosa más que hacer, gestionar o controlar. Para bailar el vals con el ciclo menstrual de una forma más consciente no es necesario ser perfeccionista. Tú decides. Y con el tiempo el seguimiento de tu ciclo te resultará intuitivo, flexible y manejable. Puedes empezar hoy mismo y ver cómo va la cosa. No hace falta que lo pospongas hasta que creas que «puedes con ello» o hasta que te «encaje». Intenta tener una mínima perspectiva. Si eres capaz de percibir alguna diferencia entre una semana y la siguiente podrás aprovechar muchas cosas de las que has aprendido hasta ahora. También es lícito elegir lo que te convenga y desechar lo que no. Tal vez solo quieras optimizar tu rutina deportiva, tu vida amorosa o las conversaciones difíciles.

También puedes hacerlo y dejarlo de hacer cuando quieras.

El objetivo es poder alejarse todo lo que una quiera, hasta la troposfera, esos días en los que flotas y todo se libera. Disfrutar de la convicción de que eres tan brillante como sospechas durante ciertos momentos de la supersemana. Y más tarde poder estar menos decepcionada o molesta contigo misma si «de repente» te sientes de otra manera. Ahora ya sabes que tienes irregularidades regulares. Y que afectan a todo desde la confianza en ti misma hasta las necesidades calóricas, pasando por la atención, la capacidad de comunicación, la niebla mental o el deseo sexual, durante todo el mes.

Es culpa de las hormonas, no tuya.

Puede ser atractivo tener alguien a quien echar la culpa. O en quien apoyarse. Beyoncé y Sissel pueden usarse para ambas cosas. Las dos te quieren.

Estás «hormonal». Los hombres también lo están, pero esa expresión no se aplica a ellos con las mismas connotaciones. Fijémonos en esa palabra y demos la vuelta a su significado. Estar hormonal es estar cambiante. Ser valiente y estar activa, potente y divertida, alegre y vital. ¡Estar hormonal es una cosa fantástica!

Pero entiendo que abrir los ojos a todas las cosas divertidas y estupendas que nos pueden hacer las hormonas a las mujeres tiene un precio.

Así que, si estuvieras en Ecuador y no te dejaran hacer sombreros porque, por el ciclo menstrual, tensarías demasiado la paja y una semana más tarde la dejarías demasiado suelta, me parece que deberías dejar pasar la oportunidad.

No pasa nada.

Siempre que estemos de acuerdo en una cosa.

No hay nada más brillante que una mujer dinámica.

# EPÍLOGO

Podría resultar que lo que se dice en este libro no sea correcto. Y esto podría ocurrir la semana que viene o dentro de veintisiete años.

¿Por qué digo esto? Porque la ciencia siempre descubre nuevas verdades. Hace cien años creíamos cosas completamente distintas sobre las funciones corporales que hace cincuenta. Hasta hace tan solo unos años «todo el mundo» estaba de acuerdo en que los síntomas de infarto eran los mismos para hombres y mujeres, por ejemplo. Resultó no ser así. Aún tenemos muchísimo que aprender —y quizá que desaprender— sobre cómo funciona el cuerpo.

En cualquier caso, algunas personas se mostrarán escépticas, sobre todo en lo relativo a las hormonas. Y muchas otras aún piensan que las hormonas son un asunto por el que no merece la pena preocuparse. Que sus efectos son irrelevantes. Y dirán: es fácil perder la perspectiva ante las diferencias de género, pero las mujeres y los hombres tenemos más parecidos que diferencias[290].

Durante las primeras siete semanas, no existe el sexo biológico, hasta que los órganos sexuales no se desarrollan en el vientre materno291. Un órgano va hacia adentro. El otro hacia fuera. Algunas personas tienen una mezcla de los dos. A partir de entonces, desde el primer aliento hasta el último, todos somos «individuos», como dijo una vez un pastor de ovejas de Trøndelag. Pocas cosas en el mundo son idénticas entre sí, pero sabemos que no hay dos cuerpos humanos iguales. Por tanto, es vital que estudiemos más todo tipo de cuerpos. Las mujeres (y los hombres) necesitamos alternativas más personalizadas para vivir una vida más sana y mejor, ya que la salud física y la salud mental funcionan de manera muy diferente.

Por lo tanto, las científicas deberían recibir más apoyo económico, al menos en la misma medida que sus compañeros. Hay que proteger y divulgar los avances del conocimiento científico. Aún estamos buceando en la superficie de las profundidades humanas. Hay mucho más por descubrir. Por suerte existe un pequeño ejército de médicos de cabecera, ginecólogos, enfermeros de la sanidad pública, maestros de primaria, abuelos, blogueros, estudiantes, entrenadores personales, profesores en formación y ya establecidos y muchos profesionales más de mente abierta y poco convencionales, que sudan sangre y devoran documentos de todo tipo para actualizar sus conocimientos sobre el ciclo menstrual.

Quienes no nos dedicamos a la ciencia, podemos contribuir con nuestra curiosidad. Tal vez incluso estar un poco más abiertos a la intuición y al reconocimiento de argumentos anecdóticos, a toda la gama de grises que se encuentra entre lo blanco y lo negro. Cuando una persona tiene que decidir entre cambiar su manera de pensar y encontrar pruebas para evitar hacerlo, normalmente prefiere centrarse en encontrar esas pruebas[292]. Reorganizar nuestro cerebro puede resultar agotador. Se necesita energía para aprender y comprender, para dejar de pensar que la Tierra es plana o para que más adelante podamos cuestionar la idea del reloj biológico de las mujeres.

La supersemana ha estado siempre con nosotras, a lo largo de los siglos. Lo que pasa es que nunca la habíamos percibido con claridad. Por eso tenemos que seguir insistiendo. Dando a luz ideas que puedan expandirse. Porque quizás así encontremos nuevas soluciones y nuevas opciones al mirar las cosas con perspectiva y asomarnos a las pequeñas grietas.

Como decía Leonard Cohen: hay una grieta en todas las cosas.

Así es como entra la luz.

# ALGUNAS ACLARACIONES

No es posible concluir nada basándose en un solo estudio. Toda investigación tiene sus puntos fuertes y sus puntos débiles y, además, precisa de tiempo para validarse, reproducirse e integrarse como parte de nuestro entendimiento compartido. He intentado expresar objeciones en la medida de mis posibilidades a lo largo del libro. Porque la investigación sobre las mujeres y las hormonas acaba de empezar.

Lo de personificar y dar nombre a las hormonas ya lo han hecho otras autoras antes que yo, entre ellas Maisie Hill en *Poder menstrual*. Ambas hemos llamado Beyoncé a los estrógenos. Porque «Slay, Queen»: tenía que ser ella.

Aunque comparo los estrógenos con la cocaína y otras drogas, nunca he probado la cocaína. Y tampoco animo a nadie a hacerlo.

No estoy ni a favor ni en contra de la prevención hormonal, pero me gustaría que hubiera más investigación para poder tomar una decisión informada. Lo mismo con la terapia hormonal.

Tampoco soy ninguna experta en hormonas y animo a cualquiera que tenga preguntas sobre su propio ciclo a que consulte a su médico de cabecera.

# BIBLIOGRAFÍA

SE HAN TOMADO DATOS E INSPIRACIÓN DE LOS SIGUIENTES LIBROS:

Cat Bohannon: *Eva: Descubre cómo el cuerpo femenino impulsó la evolución humana*

Lucy Cooke: *Hembras: Una guía revolucionaria sobre el sexo, la evolución y la fémina animal*

Ellen Støkken Dahl y Nina Brochmann: *Den nye gleden med skjeden*

Miranda Gray: *Momentos óptimos de la mujer: Emplea el ciclo menstrual para alcanzar el éxito y la realización personal*

Rachel E. Gross: *Vagina Obscura: Un viaje anatómico*

Anders Hansen: *Hjernesterk: Hvordan fysisk aktivitet styrker hjernen*

Martie Haselton: *Hormonal: The Hidden Intelligence to Hormones — How They Drive Desire, Shape Relationships, Influence our Choices, and Make Us Wiser*

Maisie Hill: *Poder menstrual: Haz que el ciclo juegue a tu favor*

Sarah McKay: *Demystifying the Female Brain: A Neuroscientist Explores Health, Hormones and Happiness*

Lara Owen: *Her Blood Is Gold: Awakening to the Wisdom of Menstruation*

Caroline Criado Perez: *La mujer invisible: Descubre cómo los datos configuran un mundo hecho por y para los hombres*

Alexandra Pope: *Poder indómito: Descubre la magia de tu ciclo menstrual y despierta el camino femenino hacia el poder*

Robert M. Sapolsky: *Compórtate: La biología que hay detrás de nuestros mejores y peores comportamientos*

Stacy Sims: *Roar: How to Match Your Food and Fitness to Your Unique Female Physiology for Optimum Performance, Great Health, and a Strong, Lean Body for Life*

Alisa Vitti: *Código mujer: Optimiza tu ciclo, aumenta tu fertilidad, potencia tu deseo sexual y conviértete en una fuente de energía*

# AGRADECIMIENTOS

Gracias a Inger Øverlie, Siri M. Kalla, Inga Semmingsen, Annette Orre, Anne Dorte Lunås, Ellen Sofie Lauritzen, Stephanie Chalmers, Jess Holl, amigas, citas y exes (la mayoría de los que se nombran en este libro aparecen con seudónimos). Gracias también a «Esther», «Nora», «Charlotte», a los profesores y expertos que han leído el manuscrito, a todas las fuentes, a todos los miembros del equipo editorial de Kagge Forlag y un agradecimiento especial a mi editor Maiken Fotland.

# NOTAS

## MUJER, CONOCE TU CICLO

1. S. R. Johnson, F. Miro, S. Barrett y J.E. Ellis (5 de febrero de 2009). «Levels of urinary human chorionic gonadotrophin (hCG) following conception and variability of menstrual cycle length in a cohort of women attempting to conceive.» *Current Medical Research and Opinion*. <doi.ord/10.1185/03007990902743935>.
2. American Society for Reproductive Medicine (2022). «Optimizing Natural Fertility, A Committee Opinion.» <https://www.asrm.org/practice-guidance/ practice-committee-documents/optimizing-natural-fertility-a-committee-opinion-2021/>.
3. S. H. Hafliðadóttir, C. B. Juhl, S. M. Nielsen *et al.* (26 de Julio de 2021). «Placebo response and effect in randomized clinical trials: meta-research with focus on contextual effects.» *Trials*. <doi.org/10.1186/s13063-021-05454-8>.
4. The American Society for Biochemistry and Molecular Biology (12 de julio de 2002). «JBC Centennial 1905–2005: 100 Years of Biochemistry and Molecular Biology.» *The Journal of Biological Chemistry*. <https://www.jbc.org/ article/S0021 9258(19)66427-6/pdf>.
5. J. P. Berg (14 de junio de 2022). «Østrogener.» *Store norske leksikon*. <https://sml.snl.no/østrogener>.

6. H. L. Khan *et al.* (11 de febrero de 2019). «Antral follicle count (AFC) and serum anti-Müllerian hormone (AMH) are the predictors of natural fecundability have similar trends irrespective of fertility status and menstrual characteristics among fertile and infertile women below the age of 40 years.» *Reproductive Biology and Endocrinology.* <doi. org/10.1186/s12958-019-0464-0>.
7. M. M. Rogan y K. E. Black (julio de 2023). «Dietary energy intake across the menstrual cycle: a narrative review.» *Nutrition Reviews.* <doi. org/10.1093/nutrit/nuac094>.
8. Norsk Helseinformatikk (septiembre de 2013). «Hormonsystemet.» <https://nhi.no/animasjoner/hormoner-og-ernaring/hormonsystemet- animasjon>.
9. V. N. Luine (septiembre de 2014). «Estradiol and cognitive function: Past, present and future.» *Hormones and Behavior.* <doi.org/10.1016/j. yhbeh.2014.08.011>.
10. R. M. Sapolsky (2017). *Compórtate: La biología que hay detrás de nuestros mejores y peores comportamientos.* Capitán Swing
11. *Ibid.*
12. E. Merz (2007). «Ultrasound in obstetrics and gynecology.» Bind 2: *Gynecology.* Georg Thieme Verlag
13. M. J. Faddy, R. G. Gosden, A. Gougeon, S.J. Richardson y J. F. Nelson (1 de noviembre de 1992). «Accelerated disappearance of ovarian follicles in mid-life: implications for forecasting menopause.» *Human Reproduction.* <doi. org/10.1093/ oxfordjournals.humrep.a137570>.
14. Entrevista hecha por la autora (2 de octubre de 2023) a la experta en fertilidad Siri M. Kalla, presidenta del consejo de administración de Nordic Union for Fertility Awareness. <www.nordicfertilityawareness.org>.
15. N. R. Brott y J. K. Le (1 de mayo de 2023). *Mittelschmerz.* National Library of Medicine, National Center for Biotechnology Information Treasure. <https://www.ncbi.nlm.nih. gov/books/NBK549822/>.
16. R. Flood (9 de junio de 2021). «Embryologist Reveals What Human Eggs Look Like to the Naked Eye Compared to a Dime.» *Newsweek.* <https://www. newsweek.com/-reveals-hman-eggs-naked-eye-dime-1599034>.
17. Entrevista a S. M. Kalla (2 de octubre de 2023).
18. G. Miller *et al.* (noviembre de 2007). «Ovulatory cycle effects

on tip earnings by lap dancers: economic evidence for human estrus?» *Evolution and Human Behavior.* <https://doi.org/10.1016/j.evolhumbehav.2007.06.002>.

19. A. Dorsey, L. de Lecea y K. J. Jennings (14 de enero de 2021). «Neurobiological and Hormonal Mechanisms Regulating Women's Sleep.» *Frontiers in Neuroscience.* <doi.org/10.3389/fnins.2020.625397>.
20. H.-W. Su, Y. Yu-Chiao, W. Ting-Yen, C. Ting- Chang y C. Chao-Min (25 de febrero de 2017). «Detection of ovulation, a review of currently available methods.» *Bioengineering & Translational Medicine.* <doi. org/10.1002/btm2.10058>.
21. M. Hill (2023). *Poder menstrual: Haz que el ciclo juegue a tu favor.* MTM.
22. *Ibid.*
23. Entrevista a S. M. Kalla (2 de octubre de 2023).
24. H.-W. Su *et al.* (25 de febrero de 2017).
25. American Society for Reproductive Medicine (2022).
26. S. S. Dhumal, P. Naik, S. Dakshinamurthy y K. Sullia (27 de abril de 2021). «Semen pH and its correlation with motility and count – A study in subfertile men.» *Jornal Brasileiro de Reprodução Assistida.* <doi. org/10.5935/1518-0557.20200080>.
27. W. Eggert-Kruse, A. Köhler, G. Rohr y B. Runnebaum (marzo de 1993). «The pH as an important determinant of sperm-mucus interaction.». *Fertility and Sterility.* PMID: 8458467
28. S. Najmabadi, K. C. Schliep, S. E. Simonsen, C. A. Porucznik, M. J. Egger y J. B. Stanford (julio de 2021). «Cervical mucus patterns and the fertile window in women without known subfertility: a pooled analysis of three cohorts.» *Human Reproduction.* <doi.org/10.1093/humrep/deab049>.
29. O. T. Hernández-Hernández, L. Martínez-Mota, J. J. Herrera- Pérez y G. Jiménez-Rubio (2019). «Role of Estradiol in the Expression of Genes Involved in Serotonin Neurotransmission: Implications for Female Depression.» *Current Neuropharmacology.* <doi.org/10.2174/1570159X16666180628165107>.
30. B. Derntl, R. L. Hack, I. Kryspin-Exner y U. Habel (enero de 2013). «Association of menstrual cycle phase with the core components of empathy.» *Hormones and Behavior.* <doi.

org/10.1016/j.yhbeh.2012.10.009>.
31. L. C. Arthur y K. R. Blake (16 de agosto de 2022). «Fertility predicts self-development-oriented competitiveness in naturally cycling women but not hormonal contraceptive users.» *Adaptive Human Behavior and Physiology*. <https://doi.org/10.1007/s40750-022-00198-4>.
32. M. Gray (2011). *Momentos óptimos de la mujer: Emplea el ciclo menstrual para alcanzar el éxito y la realización personal*. Gaia Ediciones.
33. C. C. Perez (2020). *La mujer invisible: Descubre cómo los datos configuran un mundo hecho por y para los hombres*. Seix Barral.
34. Western Governors University (1 de julio de 2019). «Why Are There So Few Women In STEM.» <https://www.wgu.edu/blog/why-are-there-so-few-women-instem1907.html?<.
35. American Association of University Women (febrero de 2010). *Why So Few? Women in Science, Technology, Engineering, and Mathematics*. <https://time.com/wp-content/uploads/2015/05/why-so-few-women- in-science-technology-engineering-and-mathematics.pdf>.
36. E. S. Smith *et al.* (15 de febrero de 2022). «Methodology Review: A Protocol to Audit the Representation of Female Athletes in Sports Science and Sports Medicine Research». *International Journal of Sport Nutrition and Exercise Metabolism*. <doi.org/10.1123/ijsnem.2021-0257>.
37. C. Bohannon (2024). *Eva: Descubre cómo el cuerpo femenino impulsó la evolución humana*. Seix Barral.
38. *Ibid*.
39. A. B. Handy, S. F. Greenfield, K. A. Yonkers y L. A. Payne (2022). «Psychiatric Symptoms Across the Menstrual Cycle in Adult Women: A Comprehensive Review.» *Harvard Review of Psychiatry*. <doi.org/10.1097/ HRP.0000000000000329>.
40. ADHD Norge (1 de octubre de 2020). «ADHD og hormoner hos J. Ortiz de Zevallos mfl. (2023, 10. november). Sex differences in the effects of inorganic nitrate supplementation on exercise economy and endurance capacity in healthy young adults. Journal of Applied Physiology. <https://doi.org/10.1152/japplphysiol.00220.2023>», <https://www.adhdorge.no/artikkel/adhd-og-hormoner-hos-kvinner>.
41. S. Johnson, L. Marriott y M. Zinaman (25 de mayo de 2018).

«Can apps and calendar methods predict ovulation with accuracy?» *Current Medical Research and Opinion*. <doi.prg/10.1080/03007995.2018.1475348>.

42. K. Tiffany (16 de noviembre de 2018). «Period-tracking apps are not for women.» *Vox*. <https://www.vox.com/the-goods/2018/11/13/18079458/menstrual- tracking-surveillance-glow-clue-apple-health».
43. H. Ward-Glenton (2023). «Meet the woman who invented a whole new subsection of tech set to be worth $1 trillion», *CNBC*. <https://www. cnbc.com/2023/03/06/meet-the-woman-who-invented-a-whole-new-subsection- of-tech-set-to-be-worth-1-trillion.html<.
44. F. Garamvolgyi (28 de junio de 2022). «Why US women are deleting their period tracking apps.» *The Guardian*. <https://www.theguardian. com/world/2022/jun/28/why-us-woman-are-deleting-their-period-trackingapps>.
45. «No Body's Business But Mine: How Menstruation Apps Are Sharing Your Data» (7 de octubre de 2020). *Privacy International*. <https://privacyinternational. org/long-read/3196/no-bodys-business-mine-how-menstruations- apps-are-sharing-your-data<.
46. M. Torres (27 de junio de 2022). «Why People Are Deleting Period Tracker Apps, And How To Do It Right.» *Huffington Post*. <https://www.huffpost. com/entry/delete-period-trackers-apps-abortion_l_62b5ebf8e4b0cdccbe6b1a06>.
47. Entrevista con S. M. Kalla (2 de octubre 2023).
48. C. J. Williams y G. F. Erickson. «Morphology and Physiology of the Ovary» (30 de enero de 2012), en K. R. Feingold, B. Anawalt, M. R. Blackman et al. (ed.), *Endotext [Internet]*. MDText.com, Inc. <https://www.ncbi.nlm.nih.gov/ books/NBK278951/>.
49. C. J. Williams y G. F. Erickson (30 de enero de 2012).
50. T. Zhang *et al.* (28 de febrero de 2023). «Mechanisms of primordial follicle activation and new pregnancy opportunity for premature ovarian failure patients.» *Frontiers in Physiology*. <doi.org/10.3389/fphys.2023.1113684>.

## Vida mental: más que un cerebro

51. K. Galasinska y A. Szymkow (18 de mayo de 2021). «The

More Fertile, the More Creative: Changes in Women's Creative Potential across the Ovulatory Cycle.» *International Journal of Environmental Research and Public Health*. <doi. org/10.3390/ijerph18105390>.

52. K. Galasinska y A. Szymkow (9 de junio de 2022). «Enhanced Originality of Ideas in Women During Ovulation: A Within-Subject Design Study.» *Frontiers in Psychology*. <doi. org/10.3389/fpsyg.2022.859108>.
53. D. M. Buss (1989). «Sex differences in human mate preferences: Evolutionary hypotheses tested in 37 cultures». *Behavioral and Brain Sciences*. <doi:10.1017/S0140525X00023992>.
54. A. Hansen (2019). *Hjernesterk: Hvordan fysisk aktivitet styrker hjernen*. Cappelen Damm.
55. N. Guéguen (septiembre de 2009). «Menstrual cycle phases and female receptivity to a courtship solicitation: an evaluation in a nightclub.» *Evolution and Human Behavior*. <doi. org/10.1016/j.evolhumbehav.2009.03.004>
56. M. Koehn, Universidad de Canberra, correspondencia con la autora por correo electrónico, 15 de enero de 2024.
57. B. T. Vincent, M. Sztwiertnia, R. Koomen *et al.* (25 de julio de 2022). «Discounting for Money, Food, and Sex, over the Menstrual Cycle.» *Evolutionary Psychological Science*. <doi. org/10.1007/s40806-022-00334-z<.
58. E. Pierson, T. Althoff, D. Thomas, P. Hillard y J. Leskovec (junio de 2021). «Daily, weekly, seasonal and menstrual cycles in women's mood, behaviour and vital signs.» *Nature Human Behaviour.* <doi. org/10.1038/s41562-020-01046-9>.
59. O. T. Hernández-Hernández *et al.* (2016) y K. E. Yoest, J. A. Cummings y J. B. Becker (2014). «Estradiol, dopamine and motivation.» *Central Nervous Systems Agents in Medicinal Chemistry*. <doi.org/10.2174/ 1871524914666141226103135>.
60. T. K. Lorenz, J. R. Heiman y G. E. Demas (21 de noviembre de 2017). «Interactions Among Sexual Activity, Menstrual Cycle Phase, and Immune Function in Healthy Women.» *The Journal of Sex Research*. <doi.org/10.1080/00224499.2017.1394961>.
61. S. Najmabadi, K. C. Schliep, S. E. Simonsen, C. A. Porucznik, M. J. Egger y J. B. Stanford (2022). «Characteristics of menstrual cycles with or without intercourse in women with no known subfertility.» *Human Reproduction Open*. <doi.

org/10.1093/hropen/hoac039>.

62. J. R. Garcia, C. Reiber, S. G. Massey y A.M. Merriwether (2012). «Sexual Hookup Culture: A Review.» *Review of General Psychology.* <doi.org/10.1037/a0027911>.

63. K. R. van Stein, B. Strauß y K. Brenk-Franz (23 de mayo de 2019). «Ovulatory Shifts in Sexual Desire But Not Mate Preferences: An LH-Test-Confirmed, Longitudinal Study.» *Evolutionary Psychology*. <doi.org/10.1177/1474704919848116>.

64. S. Caruso, C. Agnello, C. Malandrino, L. L. Presti, C. Cicero y S. Cianci (enero de 2014). «Do Hormones Influence Women's Sex? Sexual Activity over the Menstrual Cycle.» *The Journal of Sexual Medicine*. <doi. org/10.1111/jsm.12348>.

65. M.G. Haselton y K. Gildersleeve (febrero de 2016). «Human ovulation cues (2016).» *Current Opinion in Psychology*. <doi.org/10.1016/j.copsyc.2015.08.020>.

66. S.M. Cantú *et al.* (13 de diciembre de 2013). «Fertile and Selectively Flirty: Women's Behavior Toward Men Changes Across the Ovulatory Cycle.» *Psychological Science*. <doi.org/10.1177/0956797613508413>.

67. J. Jünger, T. L. Kordsmeyer, T. M. Gerlach y L. Penke (julio de 2018). «Fertile women evaluate male bodies as more attractive, regardless of masculinity.» *Evolution and Human Behavior.* <doi.org/10.1016/j. evolhumbehav.2018.03.007<.

68. R. Garza y J. Byrd-Craven (26 de febrero de 2019). «Fertility Status in Visual Processing of Men's Attractiveness.» *Evolutionary Psychological Science*. <doi.org/10.1007/s40806-019-00190-4<.

69. M. B. Lewis (abril de 2020). «Challenges to both reliability and validity of masculinity-preference measures in menstrual-cycle-effects research.» *Cognition*. <doi.org/10.1016/j.cognition.2020.104201>.

70. E. Morotti, B. Battaglia, N. Persico, M. Zampieri, P. Busacchi, S. Venturoli y C. Battaglia (mayo de 2013). «Clitoral Changes, Sexuality, and Body Image During the Menstrual Cycle: A Pilot Study.» *The Journal of Sexual Medicine*. <doi.org/10.1111/jsm.12103<.

71. R. N. Pauls (2 de marzo de 2015). «Anatomy of the clitoris and the female sexual response.» *Clinical Anatomy*. <doi.org/10.1002/ca.22524<.

72. R. E. Gross (2023). *Vagina Obscura: Un viaje anatómico*. Editorial Pasado y Presente.
73. D. Herbenick, T.-C. (J.) Fu, J. Arter, S. A. Sanders & B. Dodge (9 de agosto de 2017). «Women's Experiences With Genital Touching, Sexual Pleasure, and Orgasm: Results From a U.S. Probability Sample of Women Ages 18 to 94.» *Journal of Sex & Marital Therapy*. <doi.org/10.1080/0092623X.2017.1346530>.
74. D. Puts, K. Dawood y L. L. M. Welling (26 de junio de 2012). «Why Women Have Orgasms: An Evolutionary Analysis.» *Archives of Sexual Behavior*. <doi.org/10.1007/s10508-012-9967-x>.
75. M. Pavličev y G. Wagner (31 de Julio de 2016). «The Evolutionary Origin of Female Orgasm.» *Journal of Experimental Zoology Part B: Moleclar and Developmental Evolution*. <doi.org/10.1002/jez.b.22690<.
76. Yale University (1 de agosto de 2016). «Yale researchers shed light on evolutionary mystery: Origins of the female orgasm.» *Yale News*. <https://news.yale.edu/2016/08/01/yale-researchers-shed-light-evolutionarymystery- origins-female-orgasm>.
77. R. M. Sapolsky (2017).
78. A. Hambach, S. Evers, O. Summ, I. W. Husstedt y A. Frese (19 de febrero de 2013). «The impact of sexual activity on idiopathic headaches: an observational study.» *Cephalalgia*. <doi.org/10.1177/0333102413476374>.
79. N. Cera, S. Vargas-Cáceres, C. Oliveira, J. Monteiro, D. Branco, D. Pignatelli y S. Rebelo (agosto de 2021). «How Relevant is the Systemic Oxytocin Concentration for Human Sexual Behavior? A Systematic Review.» *Sexual Medicine*. <doi.org/10.1016/j.esxm.2021.100370<.
80. S. Yoon y Y.-K. Kim (2020). The Role of the Oxytocin System in Anxiety Disorders, i Y.-K. Kim (ed.), *Anxiety Disorders: Rethinking and Discussing Recent Discoveries. Advances in Experimental Medicine and Biology*. <doi.org/10.1007/978-981-32-9705-0_7>.
81. R. G. Zsido, A. N. Williams, C. Barth et al. (2023). «Ultrahigh-field 7T MRI reveals changes in human medial temporal lobe volume in female adults during menstrual cycle.» *Nature Mental Health*. <doi.org/10.1038/ s44220-023-00125-w>.

82. E. J. Rizor *et al.* (2023, 10. oktober). «Menstrual cycle-driven hormone concentrations co-fluctuate with white and grey matter architecture changes across the whole brain.» bioRxiv. <doi. org/10.1101/2023.10.09.561616<.
83. Robert M. Sapolsky (2017).
84. B. B. Sherwin (1 de abril de 2003). «Estrogen and Cognitive Functioning in Women.»*Endocrine Reviews*. <doi. org/10.1210/er.2001-0016>.
85. V. N. Luine (septiembre de 2014). «Estradiol and cognitive function: Past, present and future.» *Hormones and Behavior*. <doi.org/10.1016j. yhbeh.2014.08.011<.
86. B. Pletzer, T. A. Harris, A. Scheuringer *et al.* (13 de junio de 2019). «The cycling brain: menstrual cycle related fluctuations in hippocampal and fronto-striatal activation and connectivity during cognitive tasks.» *Neuropsychopharmacology*. <doi.org/10.1038/s41386-019-0435-3<.
87. R. K. Lenroot *et al.* (15 de Julio de 2007). «Sexual dimorphism of brain developmental trajectories during childhood and adolescence.» *Neuroimage*. <doi.org/10.1016/j.neuroima ge.2007.03.053>.
88. H. Hjelmervik, R. Westerhausen, M. Hirnstein, K. Specht y M. Hausmann (junio de 2015). «The neural correlates of sex differences in left-right confusion.» *Neuroimage*. <doi. org/10.1016/j.neuroimage.2015.02.066>.
89. S. Liu, J. Seidlitz, J. D. Blumenthal, L. S. Clasen y A. Raznahan (20 de julio de 2020). «Integrative structural, functional, and transcriptomic analyses of sex-biased brain organization in humans.» *Proceedings of the National Academy of Sciences of the United States of America* <doi.org/10.1073/ pnas.1919091117>.
90. M. E. Torbaghan, A. Moghimi, H. R. Kobravi, M. Fereidonib y I. Bigdeli (septiembre de 2023). «Effect of stress on spatial working memory and EEG signal dynamics in the follicular and luteal phases of the menstrual cycle in young single girls.» *Brain and Behavior*. <doi.org/10.1002/brb3.3166>.
91. H. Hjelmervik, M. Hausmann, B. Osnes, R. Westerhausen y K. Specht (24 de julio de 2014). «Resting States Are Resting Traits – An FMRI Study of Sex Differences and Menstrual Cycle Effects in Resting State Cognitive Control Networks.» *PLoS One*. <doi.org/10.1371/journal.pone.0103492>.

92. G. A. Bryant y M. G. Haselton (8 de octubre de 2008). «Vocal cues of ovulation in human females.» *Biology Letters*. <doi.org/10.1098/rsbl.2008.0507>.
93. L. Cooke (2025). *Hembras: Una guía revolucionaria sobre el sexo, la evolución y la fémina animal*. Anagrama.
94. M. Ingalhalikar, A. Smith, D. Parker, T. D. Satterthwaite, M. A. Elliott, K. Ruparel, H. Hakonarson, R. E. Gur, R.C. Gur y R.Verma (2 de diciembre de 2013). «Sex differences in the structural connectome of the human brain.» *Proceedings of the National Academy of Sciences of the United States of America*. <doi.org/10.1073/pnas.1316909110>.
95. D. Hussain *et al.* (mayo de 2016). «Modulation of spatial and response strategies by phase of the menstrual cycle in women tested in a virtual navigation task.» *Psychoneuroendocrinology*. <doi.org/10.1016/j. psyneuen.2016.05.008>.
96. B. Pletzer et al. (13 de junio de 2019).
97. M. Koehn (15 de enero de 2024).
98. M. Koehn (15 de enero de 2024).
99. L. L. M. Welling y R. P. Burriss (9 de mayo de 2019). «Investigating the Ovulatory Cycle: An Overview of Research and Methods», L. L. M. Welling y T. K. Shackelford (ed.), *The Oxford Handbook of Evolutionary Psychology and Behavioral Endocrinology*. Oxford Library of Psychology <https:// doi.org/10.1093/oxfordhb/9780190649739.013.6>.
100. N. K M. Bakolas y J. H. Park (2023). «Female intrasexual competition is affected by the sexual orientation of the target and the ovulatory cycle.» *Evolutionary Behavioral Sciences*. <https://doi.org/10.1037/ebs0000287>.
101. I. Øverlie, Å.-M. Ullern y N. Johansen (sin fecha). «Overgangsalder (menopause).» Norsk gynekologisk forening. <https://www.legeforeningen.no/foreningsledd/fagmed/norsk-gynekologisk-forening/veiledere/veileder-i-gynekologi/overgangsalder-menopause/>.
102. Helsenorge (sin fecha). «Overgangsalder.» <https://www.helsenorge.no/sykdom/underliv/menopause/>.
103. S. Dominus (1 de febrero de 2023). «Women Have Been Misled About Menopause.» *The New York Times*. <https://www.nytimes.com/2023/02/01/ magazine/menopause-hot-flashes-hormone-therapy.html>.
104. Entrevista con el doctor A. Bluming (30 de julio de 2023).

En el episodio «Estrogen Matters with Dr. Avrum Bluming» del pódcast *You Are Not Broken.*
105. A. Z. Bluming, H. N. Hodis y R. D. Langer (diciembre de 2023). «'Tis but a scratch: a critical review of the Women's Health Initiative evidence associating menopausal hormone therapy with the risk of breast cancer.» *Menopause.* <doi.org/10.1097/GME.0000000000002267>.
106. G. Sæther (2 de diciembre de 2022). «En hel generasjon kvinner har ikke fått tilbud om riktig behandling, og de har hatt det veldig dårlig.» *Dagens Næringsliv.* <https://www.dn.no/magasinet/helse/ostrogen/hormoner/legeforeningen/-en-hel-generasjon-kvinner-har-ikke-fatt-tilbud-om-riktig-behandling- og-de-har-hatt-det-veldig-darlig/2-1-1341746>.
107. J. E. Manson *et al.* (2 de octubre de 2013). «Menopausal hormone therapy and health outcomes during the intervention and extended post-stopping phases of the Women's Health Initiative randomized trials.» *JAMA.* <doi.org/10.1001/jama.2013.278040>.
108. S. Dominus (1 de febrero de 2023).
109. The North American Menopause Society (2 de mayo de 2022). «The Hormone Therapy Position Statement of The North American Menopause Society Advisory Panel.» *Menopause.* <doi.org/10.1097/GME.0000000000002028>.
110. A. Z. Bluming *et al.* (deciembre de 2023).
111. A. Z. Bluming *et al.* (diciembre de 2023).
112. A. Z. Bluming *et al.* (diciembre de 2023).
113. J. A. E. Manson, A. K. Aragaki, J. E. Rossouw *et al.* (12 de septiembre de 2017). «Menopausal Hormone Therapy and Long-term All-Cause and Cause-Specific Mortality: The Women's Health Initiative Randomized Trials.» *JAMA.* <doi.org/10.1001/jama.2017.11217>.
114. Helsenorge (sin fecha).
115. K. Passarello, S. Kurian y V. Villanueva (abril de 2019). «Endometrial Cancer: An Overview of Pathophysiology, Management, and Care.» *Seminars in Oncology Nursing.* <doi.org/10.1016/j.soncn.2019.02.002>.
116. I. Øverlie *et al.* (sin fecha).
117. G. T. Coughlan, T. J. Betthauser, R. Boyle *et al.* (3 de abril 2023). «Association of Age at Menopause and Hormone

Therapy Use With Tau and β-Amyloid Positron Emission Tomography.» *JAMA Neurology*. <doi.org/10.1001/jamaneurol.2023.0455>.

118. H. Niu, I. Álvarez-Álvarez, F. Guillén-Grima e I. Aguinaga-Ontoso (octubre de 2017). «Prevalence and incidence of Alzheimer's disease in Europe: A meta-analysis.» *Neurología (English Edition)*. <doi.org/10.1016/j. nrleng.2016.02.009>.
119. I. Øverlie *et al.* (sin fecha).
120. R. Pang, M. Liautaud, M. Kirkpatrick *et al.* (14 de septiembre de 2017). «Ovarian Hormones and Transdermal Nicotine Administration Independently and Synergistically Suppress Tobacco Withdrawal Symptoms and Smoking Reinstatement in the Human Laboratory.» *Neuropsychopharmacology*. <doi.org/10.1038/npp.2017.216>.

## VIDA LABORAL: SECRETAMENTE ENAMORADA DE LA RUTINA

121. Entrevista de la autora a Lara Owen, 29 de septiembre de 2023.
122. L. Owen (1993). *Her Blood Is Gold: Awakening to the Wisdom of Menstruation*. HarperSanFransisco.
123. B. Pletzer, T. Harris y E. Hidalgo-Lopez (30 de octubre de 2018). «Subcortical structural changes along the menstrual cycle: beyond the hippocampus.» *Scientific Reports*. <doi.org/10.1038/s41598-018-34247-4>.
124. M. Ingalhalikar *et al.* (2 de diciembre de 2013). «Sex differences in the structural connectome of the human brain.» *PNAS* <https://doi.org/10.1073/pnas.1316909110>.
125. B. Pletzer *et al.* (13 de junio de 2019).
126. S. C. Lazzaro, R. B. Rutledge, D. R. Burghart y P. W. Glimcher (29 de enero de 2016). «The Impact of Menstrual Cycle Phase on Economic Choice and Rationality.» *PLoS One*. <doi.org/10.1371/journal.pone.0144080>.
127. K. R. Blake (7 de noviembre de 2022). «When fertile, women seek status via prestige but not dominance.» *Proceedings of the National Academy of Sciences of the United States of America*. <doi.org/10.1073/pnas.2205451119>.
128. O. Remes, C. Brayne, R. van der Linde y L. Lafortune (5 de junio de 2016). «A systematic review of reviews on the

prevalence of anxiety disorders in adult populations.» *Brain and Behaviour.* <doi.org/10.1002/ brb3.497>.

129. N. Bhatta & R. Khatry (noviembre de 2022). «Stress and Coping among Perimenopausal Women.» *International Journal of Research and Review.* <doi.org/10.52403/ ijrr.20221149>.

130. C. Costa et al. (10 de febrero de 2022). «Work Performance, Mood and Sleep Alterations in Home Office Workers during the COVID- 19 Pandemic.» *International Journal of Environmental Research and Public Health.* <doi.org/10.3390/ ijerph19041990> y S. Ahmed y M. I. Jafir (27 de julio de 2022 [actualizado el 28 de septiembre de 2023]). «Impact of Home Office on Job Satisfaction and Work-Life Balance of Female Employees in Bangladesh during COVID-19.» *International Journal for Research. Publications.* <https://ssrn.com/ abstract=4171800>.

131. Deloitte (2023). *Women @@ Work 2023: A Global Outlook.* <https://www.deloitte.com/global/en/issues/work/content/women-at-work-global- outlook.html>.

132. S. Franks y K. Hardy (10 de agosto de 2018). «Androgen Action in the Ovary.» *Frontiers in Endocrinology (Lausanne).* <doi.org/10.3389/ fendo.2018.00452>.

133. R. A. Hess y P. S. Cooke (julio de 2018). «Estrogen in the male: a historical perspective.» *Biology of Reproduction.* <doi.org/10.1093/ biolre/ioy043>.

134. D. J. Handelsman, A. L. Hirschberg y S. Bermon (octubre de 2018). «Circulating Testosterone as the Hormonal Basis of Sex Differences in Athletic Performance.» *Endocrine Reviews.* <https://doi.org/10.1210/er.2018-00020>.

135. A. M. Bailey, G. E. Demas y L. J. Kriegsfeld (2004). «Biological Rhythms.» *Encyclopedia of Endocrine Diseases.* <doi.org/10.1016/B978-0-12-801238-3.03794-6>.

136. H. Grotzinger, L. Pritschet, T. Santander y E. G. Jacobs (mayo de 2022). «Diurnal Fluctuations in Testosterone Tied to Variation in Intrinsic Functional Connectivity in a Densely Sampled Male.» *Biological Psychiatry.* <doi.org/10.1016/j.biopsych.2022.02.921>.

137. J. M. Carré y J. Archer (6 de abril de 2017). «Testosterone and human behavior: the role of individual and contextual variables.» *Current Opinion in Psychology.* <doi.or-

g/10.1016/j.copsyc.2017.03.021>.

138. S. N. Geniole y J. M. Carré (agosto de 2018). «Human social neuroendocrinology: Review of the rapid effects of testosterone.» *Hormones and Behavior.* <doi.org/10.1016/j.yhbeh.2018.06.001>.

139. K.V. Casto, D. A. Edwards, M. Akinola, C. Davis y P. H. Mehta (julio de 2020). «Testosterone reactivity to competition and competitive endurance in men and women.» *Hormones and Behavior.* <doi.org/10.1016/j.yhbeh.2019.104665>.

140. N. Kazmierska (7 de octubre de 2018). «Mens på jobbet väcker debatt.» *Aftonbladet.* <https://www.aftonbladet.se/nyheter/a/G1LpOB/mens-pa-jobbet-vackerdebatt>.

141. A.Vitti (2013). *WomanCode: Perfect Your Cycle, Amplify Your Fertility, Supercharge Your Sex Drive and Become a Power Source.* Hay House.

142. M. E. Schoep, E. M. M. Adang, J. W. M. Maas *et al.* (27 de junio de 2019). «Productivity loss due to menstruation-re lated symptoms: a nationwide cross-sectional survey among 32 748 women». *The BMJ Open.* <doi.org/10.1136/ bmjopen-2018-026186>.

143. *Labor Standards Act (Act No. 49 of April 7, 1947).* International Labour Organization. <https://www.ilo.org/dyn/travail/ docs/2018/Labor%20Standards%20Act>.

144. C. Chang, F.-L. Chen, C.-H. Chang y C.-H. Hsu (octubre de 2011). «A preliminary study on menstrual health and menstrual leave in the workplace in Taiwan.» *Taiwan Journal of Public Health.*

145. Gender Equality in Employment (16 de agosto de 2023). *Laws & Regulations Database of The Republic of China (Taiwan).* <https://law. moj.gov.tw/ENG/LawClass/LawAll.aspx?pco
de=N0030014>.

146. National Assembly of Zambia (2019). *The Employment Code Act, 2019.* https://www.parliament.gov.zm/sites/default/files/documents/ acts/TheEmploymentCodeAct-No.3of2019.pdf

147. K. Gondwe (4 de enero de 2017). «Zambia women's 'day off for periods' sparks debate.» *BBC.* <https://www.bbc.com/news/world-africa-38490513>

148. A. Khan (23 de agosto de 2023). «Why This Tiny Tech

Company Adopted an Uncommon Work Perk for Employees.» *Inc. Magazine.* <https://www.inc.com/alyssa-khan/why-tech-startup-stardust-adopted-paid-menstrual- leave-policy.html>.

149. N. Masih (17 de febrero de 2023). «Need time off work for period pain? These countries offer "menstrual leave".» *The Washington Post.* <https://www.washingtonpost.com/world/2023/02/17/spain-paid-menstrualleave- countries/>.
150. C. Bello y L. Llach (25 de febrero de 2023). «Painful periods? Spain just passed Europe's first paid "menstrual leave" law.» *Euronews.* <https://www.euronews.com/next/2023/02/16/spain-set-to-becomethe- first-european-country-to-introdu ce-a-3-day-menstrual-leave-for-wo>.
151. Jamstallmyndigheten (sin fecha). «Organisationer som har fått statsbidrag.» <https://jamstalldhetsmyndigheten.se/sok-statsbidrag/organisationer-som-har-fatt-statsbidrag/?-subsidy=& year=2018&isoLang=sv-SE&limit=90&page=0>.
152. N. Kazmierska, *Aftonbladet.*
153. C. Dahlman (4 de octubre de 2018). «Jämställdhetsmyndigheten borde skämmas över sin satsning på menscertifiering.» *Kristianstadsbladet.* <https://www.kristianstadsbladet.se/ledare/ jamstalldhetsmyndigheten- borde-skammas/>.
154. The British Standards Institution (2023). *Menstruation, menstrual health and menopause in the workplace – Guide.* BS 30416:2023. <https://storage.pardot.com/35972/1685453102nJ6VRj14/BS_30416. pdf>.
155. Jamstallmyndigheten (sin fecha).
156. Alliance for Period Supplies (sin fecha). «What is the Tampon Tax?» <https://allianceforperiodsupplies.org/tampon-tax/>.
157. Entrevista a L. L. Plioplyte (6 de diciembre de 2023). En el episodio «Breaking The Menstrual Taboo» del pódcast *Fresh Air.* <https://www.npr. org/2023/12/06/1197959131/brea king-the-menstruation-taboo>.
158. The Florida Senate (2023). *CS/CS/HB 1069: Education.* <https://www.flsenate.gov/Session/Bill/2023/1069 CS/CS/HB 1069:(2023)>.

159. The Office of the State Superintendent of Education (OSSE) (sin fecha). *DC Menstrual Health Education Standards*. <https://osse. dc.gov/sites/default/files/dc/sites/osse/page_content/attachments/WNS_ MenstrualEduStandards_051923. pdf>.
160. J. C. Prior, T. G. Elliott, E. Norman, V. Stajic y C. L. Hitchcock (21 de enero de 2014,). «Progesterone therapy, endothelial function and cardiovascular risk factors: a 3-month randomized, placebo-controlled trial in healthy early postmenopausal women.» *PLoS One*. <doi.org/10.1371/journal.pone.0084698>.

## EL DEPORTE: EL PUNTO FUERTE DE LA SUPERSEMANA

161. A. Hansen (2019).
162. M. Sørhus y E. Fure (28 de julio de 2023). «"Blir overvakte" av desse ringane: – Fortel deg når du får mensen.» *NRK*. https://www. nrk.no/sport/_blir-overvakte_-av-desse-ringane_-_-fortel-deg-nar-du-farmensen- 1.16496290>.
163. B. W. Firth (6 de noviembre de 2023). «Evie, the first medical-grade <health tracker for women, will launch Nov. 20.» *Mashable*. https://mashable.com/ article/evie-ring-health-tracker-for-women mashable.com>.
164. K. Kindelan (15 de julio de 2019). «USWNT used innovative period tracking to help player performance at World Cup.» *Good Morning America*. <https://www.goodmorningamerica. com/wellness/story/uswnt-innovative-period-tracking-player-performance- world-cup-64339368>.
165. N. E. Moutawakel (27 de julio de 2023). «Women will make history at Paris 2024.» *International Olympics Committee*. <https://olympics.com/ioc/opinion/ women-will-make-history-at-paris-2024>.
166. National Institute of Sport, Expertise, and Performance (INSEP) (sin fecha). Empow'her. <https://labos-recherche.insep.fr/fr/ empowher>.
167. A. H. Gupta (1 de junio de 2023). «Cycle Syncing Is Trendy. Does It Work?» *The New York Times*. <https://www.nytimes. com/2023/06/01/well/move/menstrual-cycle-syncing-exercise.html?searchResultPosition= 3>.
168. E. S. Cowley, A. A. Olenick, K. L. McNulty y E. Z. Ross (21

de septiembre de 2021). «"Invisible Sportswomen": The Sex Data Gap in Sport and Exercise Science Research.» *Women in Sport and Physical Activity Journal*. <https://doi.org/10.1123/wspaj.2021-0028>.

169. D. F. M. Oliveira, Y. Ma, T. K. Woodruff y B. Uzzi (5 de marzo de 2019). «Comparison of National Institutes of Health Grant Amounts to First-Time Male and Female Principal Investigators.» *JAMA*. <doi:10.1001/jama.2018.21944>.
170. The UNESCO Institute For Statistics (junio de 2019). «Women in Science. Fact Sheet No. 55.» <https://uis.unesco.org/sites/default/ files/documents/fs55-women-in-science-2019-en.pdf».
171. A. Jacobs (5 de marzo de 2019). «Another Obstacle for Women in Science: Men Get More Federal Grant Money.» *The New York Times* <https://www. nytimes.com/2019/03/05/science/women-scientists-grants.html>.
172. D. F. M. Oliveira et al. (5 de marzo de 2019).
173. C. J. Cook, L. P. Kilduff y B. T. Crewther (21 de diciembre de 2017). «Basal and stress-induced salivary testosterone variation across the menstrual cycle and linkage to motivation and muscle power.» *Scandinavian Journal of Medicine & Science in Sports*. <doi.org/10.1111/sms.13041>.
174. P. Rodrigues, M. Correia y L. Wharton (octubre de 2019). «Effect of Menstrual Cycle on Muscle Strength.» *Journal of Exercise Physiology Online*.
175. S. F. Shahraki, H. Minoonejad y T. Y. Moghadas (mayo de 2020). «Comparison of some intrinsic risk factors of shoulder injury in three phases of menstrual cycle in collegiate female athletes.» *Physical Therapy in Sport*. <doi. org/10.1016/j.ptsp.2020.02.010>.
176. M. Y. Tasmektepligil, S. A. Agaoglu, L. Türkmen y M. Türkmen (noviembre de 2010). «The motor performance and some physical characteristics of the sportswomen and sedentary lifestyle women during menstrual cycle.» *Archives of Budo*.
177. J. E. Yim, J. Petrofsky y H. Lee (marzo de 2018). «Correlation between Mechanical Properties of the Ankle Muscles and Postural Sway during the Menstrual Cycle.» *The Tohoku Journal of Experimental Medicine*. <doi.org/10.1620/tjem.244.201>.

178. S. Reschechtko, T. N. Nguyen, M. Tsang, K. Giltvedt, M. Kern y S. Hooshmand (22 de mayo de 2023). «Postural sway is not affected by estrogen fluctuations during the menstrual cycle.» *Physiological Reports*. <doi.org/10.14814/phy2.15693>.
179. G. S. Braut y A. Tjernshaugen (13 de febrero de 2020). «Blindstudie». *Store norske leksikon*. <https://snl.no/blindstudie>.
180. T.V. Dam, L. B. Dalgaard, V. Sevdalis, B. M. Bibby, X. Janse De Jonge, C. H. Gravholt y M. Hansen (octubre de 2022). «Muscle Performance during the Menstrual Cycle Correlates with Psychological Well- Being, but Not Fluctuations in Sex Hormones.» *Medicine & Science in Sports & Exercise*. <doi.org/10.1249/MSS.0000000000002961>.
181. Billings Life (sin fecha). Billings LIFE - Leaders in Fertility Education. <https://billings.life/en/about/about-billings-life.html>.
182. K. L. McNulty, K. J. Elliott-Sale, E. Dolan et al. (13 de julio de 2020). «The Effects of Menstrual Cycle Phase on Exercise Performance in Eumenorrheic Women: A Systematic Review and Meta-Analysis.» *Sports Medicine*. <https://doi.org/10.1007/s40279-020-01319-3>.
183. L. M. Colenso-Semple, A. C. D'Souza, K. J. Elliott-Sale y S. M. Phillips (23 de marzo de 2023). «Current evidence shows no influence of women's menstrual cycle phase on acute strength performance or adaptations to resistance exercise training.» *Frontiers Sports and Active Living*. doi.org/10.3389/ fspor.2023.1054542
184. K. K. Elliott-Sale, K. E. Ackerman, C. M. Lebrun et al. (3 de octubre de 2023). «Feminae: an international multisite innovative project for female athletes». *BMJ Open Sport & Exercise Medicine*. <doi. org/10.1136/bmjsem-2023-001675>.
185. K. K. Elliott-Sale, K. E. Ackerman, C. M. Lebrun et al. (3 de octubre de 2023). «Feminae: an international multisite innovative project for female athletes.» *BMJ Open Sport & Exercise Medicine*. <doi. org/10.1136/bmjsem-2023-001675>.
186. V. de Martin Topranin *et al.* (19 de septiembre de 2023). «The Influence of Menstrual-Cycle Phase on Measures of Recovery Status in Endurance Athletes: The Female Endurance Athlete Project.» *International Journey of Sports Physio-*

*logy and Performance*. <doi.org/10.1123/ijspp.2022-0325>.
187. M. A. Carmichael et al. (9 de febrero de 2021).
188. ScienceDaily (21 de septiembre de 2016). «Training during first half of menstrual cycle most efficient.» <www.science-daily.com/releases/ 2016/09/160921084556.htm>.
189. M. A. Carmichael *et al.* (9 de febrero de 2021)
190. ScienceDaily (21 de septiembre de 2016).
191. A. Goshtasebi, T. S. Brajic, D. Scholes, T. B. L. Goldberg, A. Berenson y J. C. Prior (7 de enero de 2019). «Adolescent use of combined hormonal contraception and peak bone mineral density accrual: A meta-analysis of international prospective controlled studies.» *Clinical Endocrinology*. <doi.org/10.1111/ cen.13932>.
192. V. Seifert-Klauss, M. Schmidmayr, E. Hobmaier y T. Wimmer (20 de marzo de 2012). «Progesterone and bone: a closer link than previously realized.» *Climacteric*. <doi.org/10.3109 /13697137.2012.669530>.
193. J. C. Prior, M. Naess, A. Langhammer y S. Forsmo (20 de agosto de 2015). «Ovulation Prevalence in Women with Spontaneous Normal-Length Menstrual Cycles – A Population-Based Cohort from HUNT3, Norway.» *PLoS One*. <doi.org/10.1371/journal.pone.0134473>.
194. K. Jones y S. Sung (9 de Julio de 2023). «Anovulatory Bleeding». *StatPearls* [Internet]. <https://www.ncbi.nlm.nih.gov/books/NBK549773/>.
195. B.-I. Nesheim (12 de julio de 2019). «Withdrawal bleeding.» *Store norske leksikon*. <https://sml.snl.no/withdrawal_bleeding>.
196. Entrevista a S. M. Kalla (2 de octubre de 2023).
197. N. Crawford (2021). En el episodio «Estrogen Dominance» del pódcast *As A Woman*.
198. I. Delbaere, S. Verbiest & T. Tydén (22 de enero de 2020). «Knowledge about the impact of age on fertility: a brief review.» *Upsala Journal of Medical Sciences*. <doi.org/10.1080 /03009734.2019.1707913>.
199. T. T. Piltonen et al. (26 de diciembre de 2019). «Awareness of polycystic ovary syndrome among obstetrician-gynecologists and endocrinologists in Northern Europe.» *PLoS One*. <doi.org/10.1371/journal. pone.0226074>.
200. K. Elliot-Sale (12 de abril de 2018). «Menstruation is not

a taboo in women's sport, period.» *The Conversation.* <ht-tps:// theconversation.com/menstruation-is-not-a-taboo-in-womens-sport-period- 92378>.

201. J. C. Prior *et al.* (16 de octubre de 2001). «Oral contraceptive use and bone mineral density in premenopausal women: cross-sectional, population-based data from the Canadian Multicentre Osteoporosis Study.» *The Canadian Medical Association Journal.* PMID: 11699697; PMCID: PMC81536

202. T. A. Fedotcheva, N. I. Fedotcheva y N. L. Shimanovsky (14 de septiembre de 2022). «Progesterone as an Anti-Inflammatory Drug and Immunomodulator: New Aspects in Hormonal Regulation of the Inflammation». *Biomolecules.* <doi.org/10.3390/biom12091299>.

203. J. C. Prior, A. Cameron, M. Fung, C. L. Hitchcock, P. Janssen, T. Lee y J. Singer (5 de junio de 2023). «Oral micronized progesterone for perimenopausal night sweats and hot flushes a Phase III Canada-wide randomized placebo-controlled 4 month trial». *Scientific Reports.* <doi.org/10.1038/s41598-023-35826-w>.

204. S. M. Hughes, C. N. Levy, R. Katz *et al.* (5 de octubre de 2022). «Changes in concentrations of cervicovaginal immune mediators across the menstrual cycle: a systematic review and meta-analysis of individual patient data.» *BMC Medicine.* <https://doi.org/10.1186/s12916-022-02532-9>.

205. A. Alvergne y V. H. Tabor (16 de mayo de 2018). «Is Female Health Cyclical? Evolutionary Perspectives on Menstruation.» *Trends in Ecology & Evolution.* <doi.org/10.1016/j.tree.2018.03.006>.

206. S. Klein y Flanagan (22 de agosto de 2016). «Sex differences in immune responses.» *Nature Reviews Immunology.* <ht-tps://doi.org/10.1038/ nri.2016.90>.

207. T. A. Fedotcheva *et al.* (14 de septiembre de 2022).

208. S. Mahdavi, P. Palatini, A. El-Sohemy (2023). «CYP1A2 Genetic Variation, Coffee Intake, and Kidney Dysfunction.» *JAMA Netw.* <doi.org/10.1001/ jamanetwor-kopen.2022.47868>.

209. C. C. Hong *et al.* (7 de mayo de 2004). «Cytochrome P450 1A2 (CYP1A2) activity and risk factors for breast cancer: a cross-sectional study.» *Breast Cancer Research.* <doi.org/10.1186/bcr798>.

210. S. Sims (2016). *Roar: How to Match Your Food and Fitness to Your Unique Female Physiology for Optimum Performance, Great Health, and a Strong, Lean Body for Life.* Rodale.

211. E. R. Bertone-Johnson et al. (13 de junio de 2005). «Calcium and vitamin D intake and risk of incident premenstrual syndrome.» *Arch of internal medicine.* <doi.org/10.1001/archinte.165.11.1246>.

212. J. Rhyu y R. Yu (27 de noviembre de 202). «Newly discovered endocrine functions of the liver.» *World Journal of Hepatology.* <doi.org/10.4254/ wjh.v13.i11.1611>.

213. A. C. Hogwood *et al.* (26 de octubre de 2023). «The acute effects of exercise intensity and inorganic nitrate supplementation on vascular health in females after menopause.» *Journal of Applied Physiology.* <https://doi. org/10.1152/japplphysiol.00559.2023>.

214. J. Ortiz de Zevallos *et al.* (10 de noviembre de 2023). «Sex differences in the effects of inorganic nitrate supplementation on exercise economy and endurance capacity in healthy young adults.» *Journal of Applied Physiology.* <https://doi.org/10.1152/japplphysiol.00220.2023>.

215. A. C. Hogwood *et al.* (10 de noviembre de 2023). «The effects of inorganic nitrate supplementation on exercise economy and endurance capacity across the menstrual cycle.» *Journal of Applied Physiology.* <https:// doi.org/10.1152/japplphysiol.00221.2023>.

216. M. N. Baranauskas, J. A. Freemas, R. Tan y S. J. Carter (11 de noviembre de 2021). «Moving beyond inclusion: Methodological considerations for the menstrual cycle and menopause in research evaluating effects of dietary nitrate on vascular function.» *Nitric Oxide.* <doi.org/10.1016/j.niox.2021.11.001>.

217. M. M. Rogan y K. E. Black (julio de 2023).

218. D. M. T. Fessler (2003). «No Time To Eat: An Adaptationist Account Of Periovulatory Behavioral Changes.» *The Quarterly Review of Biology.* <doi.org/10.1086/367579>.

219. B. Fink, N. Hugill y B. P. Lange (octubre de 2012). «Women's body movements are a potential cue to ovulation.» *Personality and Individual Differences.* <doi.org/10.1016/j.paid.2012.06.005>.

220. H. Hjelmervik *et al.* (junio de 2015H. Hjelmervik mfl.

[2015, juni]).
221. D. Voyer (julio de 2011). «Sex differences in dichotic listening.» *Brain and Cognition*. <doi.org/10.1016/j.bandc.2011.02.001>.

## EL SEXO: LA RAZÓN DE SER DE LA SUPERSEMANA

222. S. Roberts y Havlicek *et al.* (7 de agosto de 2004). «Female facial attractiveness increases during the fertile phase of the menstrual cycle.» *Proceedings of The Royal Society B*. <doi.org/10.1098/rsbl.2004.0174>.
223. M. Cappelletti y K. Wallen (febrero de 2016). «Increasing women's sexual desire: The comparative effectiveness of estrogens and androgens.» *Hormones and Behavior*. <doi.org/10.1016/j.yhbeh.2015.11.003>.
224. M. Cappelletti y K. Wallen (febrero de 2016).
225. D. Singh y P. Matthew Bronstad (22 de abril de 2001). «Female Body Odour Is a Potential Cue to Ovulation.» *Biological Sciences*. <http:// www.jstor.org/stable/3068063>.
226. U. Habel, C. Regenbogen, C. Kammann, S. Stickel y N. Chechko (1 de abril de 2021). «Male brain processing of the body odor of ovulating women compared to that of pregnant women.» *NeuroImage*. <doi. org/10.1016/j.neuroimage.2021.117733>.
227. J. R. Roney, M. Mei, R. L. Grillot y M. E. Thompson (julio de 2023). «No effects of exposure to women's fertile window body scents on men's hormonal and psychological responses.» *Evolution and Human Behavior*. <doi.org/10.1016/j.evolhumbehav.2023.03.003>.
228. M. N. Williams y C. L. Apicella (marzo de 2023). «Do humans agree on which body odors are attractive, similar to the agreement observed when rating faces and voices?». *Evolution and Human Behavior*. <doi.org/10.1016/j. evolhumbehav.2023.02.002>.
229. B. C. Jones *et al.* (junio de 2015). «Facial coloration tracks changes in women's estradiol.» *Psychoneuroendocrinology*. <https://doi. org/10.1016/j.psyneuen. 2015.02.021>.
230. K. Grammer y R. Thornhill (1994). «Human (Homo sapiens) facial attractiveness and sexual selection: The role of symmetry and averageness.» *Journal of Comparative Psycholo-*

*gy*. <doi.org/10.1037/0735- 7036.108.3.233>.

231. D. Scutt y J. T. Manning (noviembre de 1996). «Ovary and ovulation: Symmetry and ovulation in women.» *Human Reproduction*. <doi. org/10.1093/oxfordjournals. humrep. a019142>
232. U. M. Marcinkowska y I. J. Holzleitner (8 de abril de 2020). «Stability of women's facial shape throughout the menstrual cycle» *Proceedings of The Royal Society B*. <doi.org/10.1098/ rspb.2019.2910>
233. K. M. Durante, V. Griskevicius, S. E. Hill, C. Perilloux y N. P. Li (27 de agosto de 2010). «Ovulation, Female Competition, and Product Choice: Hormonal Influences on Consumer Behavior» *Journal of Consumer Research*. <doi. org/10.1086/656575>
234. K. M. Durante, V. Griskevicius, S. M. Cantú y J. A. Simpson (1 de febrero de 2014). «Money, Status, and the Ovulatory Cycle» *Journal of Marketing Research*. <doi.org/10.1509/ jmr.11.0327>
235. J. A. Krems, S. Claessens, M. R. Fales *et al.* (25 de enero de 2021). «An agent-based model of the female rivalry hypothesis for concealed ovulation in humans» *Nature Human Behaviour*. <https://doi.org/10.1038/s41562- 020-01038-9>>
236. L. Schleifenbaum, J. C. Driebe, T. M. Gerlach, L. Penke y R. C. Arslan (1 de septiembre de 2021). «Women feel more attractive before ovulation: evidence from a large-scale online diary study.» *Evolutionary Human Sciences*. <doi. org/10.1017/ehs.2021.44>.
237. B. Fink, N. Hugill y B. P. Lange (octubre de 2012). «Women's body movements are a potential cue to ovulation, Personality and Individual Differences.» <doi.org/10.1016/j.paid.2012.06.005>.
238. N. Guéguen (2011). «Gait and menstrual cycle: Ovulating women use sexier gaits and walk slowly ahead of men.» *Gait & Posture*. <doi. org/10.1016/j.gaitpost.2011.12.011>.
239. E. G. Pillsworth, M. G. Haselton y D. M. Buss (2004). «Ovulatory shifts in female sexual desire.» *The Journal of Sex Research*. <doi.org/10.1080/00224490409552213>.
240. R. C. Arslan, K. M. Schilling, T. M. Gerlach y L. Penke (2021). «Using 26,000 diary entries to show ovulatory

changes in sexual desire and behavior.» *Journal of Personality and Social Psychology*. <doi.org/10.1037/ pspp0000208>.

241. J. Slattery, D. Morales, L. Pinheiro et al. (21 de mayo de 2018). «Cohort Study of Psychiatric Adverse Events Following Exposure to Levonorgestrel-Containing Intrauterine Devices in UK General Practice.» *Drug Safety*. <doi.org/10.1007/ s40264-018-0683-x>.

242. N. Zethraeus, A. Dreber, E. Ranehill, L. Blomberg, F. Labrie, B. von Schoultz, M. Johannesson y A. L. Hirschberg (15 de agosto de 2016). «Combined Oral Contraceptives and Sexual Function in Women—a Double-Blind, Randomized, Placebo-Controlled Trial.» *The Journal of Clinical Endocrinology & Metabolism*. <doi.org/10.1210/jc.2016-2032>.

243. C. Battaglia, E. Morotti, N. Persico, B. Battaglia, P. Busacchi, P. Casadio, R. Paradisi y S. Venturoli (febrero de 2014). «Clitoral Vascularization and Sexual Behavior in Young Patients Treated with Drospirenone–Ethinyl Estradiol or Contraceptive Vaginal Ring: A Prospective, Randomized, Pilot Study.» *The Journal of Sexual Medicine*. <doi.org/10.1111/ jsm.12392>.

244. T. Johansson, S. V. Larsen, M. Bui, W. E. Ek, T. Karlsson y Å. Johansson (12 de junio de 2023). «Population-based cohort study of oral contraceptive use and risk of depression.» *Epidemiology and Psychiatric Sciences*. zdoi. org/10.1017/ S2045796023000525>.

245. J. Slattery, D. Morales, L. Pinheiro *et al.* (21 de mayo de 2018). «Cohort Study of Psychiatric Adverse Events Following Exposure to Levonorgestrel-Containing Intrauterine Devices in UK General Practice.» *Drug Saf.* <doi.org/10.1007/s40264-018-0683-x>.

246. C. W. Skovlund *et al.* (17 de noviembre de 2017). «Association of Hormonal Contraception With Suicide Attempts and Suicides.» *The American Journal of Psychiatry*. <doi.org/10.1176/appi.ajp.2017.17060616>.

247. K. Muir (11 de junio de 2023). «The pill's effects on women can be devastating. We need better information, now.» *The Guardian*. <https://www.theguardian. com/society/commetisfree/2023/jun/11/the-pills-effects-on-women-canbe-de
vastating-we-need-better-information-now>.

248. I.S. Aam (9 de diciembre de 2023). «Selger mindre prevensjon, mens flere tar abort: – La oss gå tilbake til naturen.» *NRK*. <https://www. nrk.no/stor-oslo/unge-kvinner-dro pper-hormonell-prevensjon-etter-rad-pa-tiktok- samti dig-oker-aborttallene-i-oslo-1.16649862>.
249. Reseptregisteret. <https://www.reseptregisteret.no/>.
250. F. Fruzzetti, D. Perini, L. Fornaciari, M. Russo, F. Bucci y A. Gadducci (7 de octubre de 2016). «Discontinuation of modern hormonal contraceptives: an Italian survey.» *The European Journal of Contraception & Reproductive Health Care*. <doi.org/10.1080/13625187.2016.1234598>.
251. Reseptregisteret. <https://www.reseptregisteret.no/>.
252. E. Lindbäk (16 de noviembre de 2022 [actualizado el 29 de diciembre]). «Allt fler 10-14-åringar tar p-piller – vil slippa mens. Expressen.» <https://www. expressen.se/nyheter/ allt-
fler-10-14-aringar-tar--p-piller-vill-slippa-mens-/>.
253. Entrevista a S. M. Kalla (2 de octubre de 2023).
254. Norsk Helseinformatikk (sin fecha). «Hormonspiral». <https://nhi.no/familie/seksualitet-og-prevensjon/hormonspi ral»
255. Entrevista a N. Brochmann (19 de octubre de 2023). En el episodio «Hvor farlig er egentlig hormonprevensjon?» Del pódcast *F*ordet*.
256. E. Støkken Dahl y N. Brochmann (2023). *Den nye gleden med skjeden*. Aschehoug.
257. E. Robertson, C. Thew, N. Thomas, L. Karimi y J. Kulkarni (24 de septiembre de 2021). «Pilot Data on the Feasibility And Clinical Outcomes of a Nomegestrol Acetate Oral Contraceptive Pill in Women With Premenstrual Dysphoric Disorder.» *Frontiers in Endocrinology*. <doi.org/10.3389/ fe do.2021.704488>.
258. E. Mu y J. Kulkarni (1 de junio de 2022). «Hormonal contraception and mood disorders.» *Australian Prescription*. <doi. org/10.18773/austprescr.2022.025>.
259. C. Lundin *et al.* (febrero de 2017). «Combined oral contraceptive use is associated with both improvement and worsening of mood in the different phases of the treatment cycle-A double-blind, placebo-controlled randomized trial.» *Psychoneuroendocrinology*. <doi.org/10.1016/j.psyneu

en.2016.11.033>.
260. E. Mu y J. Kulkarni (1 de junio de 2022).
261. B. L. A. Gavina *et al.* (13 de abril de 2023). «Toward an optimal contraception dosing strategy.» *PLoS Comput Biol.* <doi.org/10.1371/journal. pcbi.1010073>.
262. «Stamane l'atteso documento dei Pontefice sulla "pillola"» (29 de julio de 1968). *La Stampa.* <http://www.archi violastampa.it/component/option,com_lastampa/task,-search/mod,libera/action,viewer/Itemid,3/page,1/article id,0121_02_1968_0170_0001_17749612/
263. D. M. Doroski (agosto de 2014). «How Humanae vitae has advanced reproductive health.» *Linacre Q.* <doi. org/10.117 9/2050854914Y.000000>.
264. Pablo VI. *Humana Vitae* (25 de julio de 1968). Libreria Editrice Vaticana. <https://www.ewtn.com/catholicism/library/humanae-vitae- 21076>.
265. R. P. Urrutia y C. B. Polis (11 de julio de 2019). «Fertility a wareness based methods for pregnancy prevention.» *The BMJ.* <doi. org/10.1136/bmj.l4245>.
266. WHO (noviembre de 1981). «A prospective multicentre trial of the ovulation method of natural family planning». *Fertility and Sterility.* <doi. org/10.1016/S0015-0282(16)45856-5>.
267. R. E. J. Ryder (18 de septiembre de 1993). «Natural family planning: Effective birth control supported by the Catholic Church». *The BMJ.* <https://www.bmj.com/content/bmj/307/6906/723.full.pdf>.
268. Y. S. Khan y K. M. Ackerman (17 de abril de 2023). «Embryology, Week 1.» *StatPearls [Internet].* <https://www.ncbi.nlm.nih.gov/books/NBK554562/>.
269. B.-I. Nesheim y K.-O. B. Svendsen (8 de noviembre de 2021). *Store norske leksikon.* <https://sml.snl.no/sæd>.
270. D. Elad, A. J. Jaffa y D. Grisaru (6 de febrero de 2020). «Biomechanics of Early Life in the Female Reproductive Tract.» *Physiology.* <doi.org/10.1152/physiol. 00028.2019>.
271. R. E. Gross (2022)
272. David Elad *et al.* (6 de febrero de 2020).
273. B. Scarpa *et al.* (1 de marzo de 2006). «Cervical mucus secretions on the day of intercourse: An accurate marker of highly fertile days.» *European Journal of Obstetrics and Gyneco-*

*logy*. <doi.org/10.1016/j. ejogrb.2005.07.024>.
274. B. Scarpa *et al.* (1 de marzo de 2006).
275. E. Odeblad (septiembre de 1994). «The Discovery of Different Types of Cervical Mucus and the Billings Ovulation Method.» *Ovulation Method Research and Reference Centre of Australia*. <https://www. factsaboutfertility.org/wp-content/uploads/2018/08/Odeblad_Discovery- Cervical-Mucus_1994.pdf>.
276. R. E. J. Ryder (18 de septiembre de 1993).
277. The American Society for Reproductive Medicine (enero de 2022). «Optimizing natural fertility: A Committee Opinion.» <https://www.asrm.org/ practice-guidance/ practice-com mittee-documents/optimizing-natural-fertility- a-commit tee-opinion-2021/#>.
278. J. L. Fitzpatrick *et al.* (10 de junio de 2020). «Chemical signals from eggs facilitate cryptic female choice in humans.» *Proceedings of The Royal Society B*. <http://doi.org/10.1098/ rspb.2020.0805>.
279. D. Elad et al. (6 de febrero de 2020).
280. E. Odeblad (septiembre de 1994).
281. M. Ayala-Ramirez, M. E. Grewe, J. Kaiser, E. Kennedy, M. Winn y R. P. Urrutia (10 de mayo de 2023). «Understanding the perspective of women who use the Billings Ovulation Method®: a focus group study.» *BMC Women's Health*. doi.<org/10.1186/s12905-023-02398-w>.
282. Billings Life (sin fecha).
283. E. Odeblad (septiembre de 1994).
284. E. Odeblad (septiembre de 1994).
285. E. Odeblad (septiembre de 1994).
286. P. A. Rinck (2012). «Europe celebrates the forgotten pioneer of MRI – Dr. Erik Odeblad.» *Rinckside*. <http://www.rinckside.org/Columns/2012%20 06%20A%20forgotten%20 pioneer.htm>.
287. N. C. Woytuk et al. (julio de 2023). «Tactful Feminist Sensing: Designing for Touching Vaginal Fluids.» *Association for Computing Machinery*. <doi. org/10.1145/3563657.3595966>.
288. Verdens Helseorganisasjon (26 de noviembre de 2023). «Tribute to Dr Mahmoud Fathalla.» <https://www.who.int/

news/item/26-11-2023-tribute-todr- mahmoud-fathalla>.
289. International Campaign for Women's Right to Safe Abortion (2 de diciembre de 2016). «Professor Mahmoud F Fathalla: "unarguably the greatest women's health rights champion of the last century" at 80-something.» <https://www.safebortionwomensright. org/news/professor-mahmoud-f-fthalla-unarguably-thegreatest- womens-health-rights-cham
pion-of-the-last-century-at-80-something/>.

## EPÍLOGO

290. L. Cooke (2022)
291. M. Hill (2019)
292. D. McWilliams (1 de noviembre de 2023). «The Power of Unconventional Thinking». TED Talks Vancouver